蔣永孝 口述
林進修 著

神經不神經

神經外科醫師蔣永孝和病患一起走過的路

目次

推薦序

認知與考驗

鄒傳愷

人類的神經系統包括大腦、脊椎及其周邊神經，這些組織結構主宰了人們日常生活的律動，以及應對外界環境的衝擊，一旦有了病變或損傷，就可能發生不同程度的功能障礙，影響到人的意識、行動與感覺，甚或維生機能無法延續，而需仰賴外力扶持或危及到生命安全。

本書所提到的許多案例，雖不能概括各類病因，但足以印證不同的病因，諸如損傷、腫瘤、先天器質異常、老年退化病變等，遲早會侵蝕人的生活機能或生命。有感於神經疾患發生時的表徵是隨病情進展階段而迥異，因此常增加臨床診斷上的困難，一般而言，早期得到正確的診斷在治療效果上是較好的，可是對於神經外科醫師來說，這極具挑戰性，也考驗其學養、技能和經驗。

基於對神經病患的及早正確診斷和治療效益期盼，本人在此特別推崇蔣永孝醫師。他於民國七十二年至九十六年間於三軍總醫院接受完整神經外科學訓練，後擔任神經外科部主任，表現傑出，獲禮聘臺北醫學大學附設醫院服務，本人當初有幸與其共事，得以在臨床方面相互切磋，獲益匪淺。

蔣醫師學養豐富、技精術粹，為人沉著穩健，對待病人熱心負責，深受病患敬愛與信賴，歷年來經其仁心仁術診治痊癒的病患頗眾，本書案例僅係部分神經症狀比較複雜、最終有幸接受蔣醫師診治得癒者，誠屬良醫良相、功同再造，特此為序。

（作者為前三軍總醫院副院長）

推薦序

真正的醫者

李祖德

認識蔣永孝主任已有多年，從早年在三軍總醫院服務，到近年轉換跑道來臺北醫學大學體系繼續付出心力，他一路走來始終如一，既是醫術精良、視病猶親的醫者，也是國際知名的腦神經醫學專家，他那有如陽光般燦爛的笑容，永遠是病患及家屬最堅實的依靠。

二〇一八年初春，他把行醫近三十年的寶貴經驗化為文字，透過一篇篇精彩故事，完整呈現他一路陪病患走過病痛折磨的點點滴滴，有傷痛，有淚水，也有歡笑和更多的相知相惜。這本《神經不神經：神經外科醫師蔣永孝和病患一起走過的路》，值得你我一看再看，從中體會如親人般緊密的醫病關係，為這個逐漸冰冷疏離的社會注入一股暖流。

早年醫療不發達，醫療資訊更不普及，很多人對疾病不夠了解，且常有錯誤認知，其中又以神經外科相關疾病最為明顯，以訛傳訛下，一旦被診斷出脊椎或腦部出現病變而需要開刀治療，總是退避三舍，咸認為風險太大，萬一不小心傷到周邊神經，恐會癱瘓一輩子。時至今日，就算醫療技術已大為精進，這種因錯誤認知而衍生的恐懼感依舊存在，延誤病情的憾事還是一再重演。

看多了這種悲慘結局，蔣永孝主任決定挺身而出，以醫療專業及多年臨床經驗為經，他和病患之間的互動為緯，娓娓道出十八位病患的故事，無非想告訴更多的人，疾病並不可怕，可怕的是不願面對疾病的鴕鳥心態，以及因此造成難以挽回的後果。

這些寫入本書的病人，有的罹患腦膜瘤，有的因車禍導致顱腦損傷，有的飽受腦下垂體腫瘤之苦，有的突然被診斷出惡性膠質細胞瘤，有的則是先天腦性麻痺，或是跳水不慎導致頸椎外傷而出現肢體癱瘓，他們個個都有一段不為人知的過往，也走過辛酸歲月，但他們沒有放棄自己，才能揮別罹病陰霾，走出生命幽谷，重新找到屬於自己的未來。

《神經不神經》是蔣永孝主任的第一本書，字裡行間流露著他溫文敦厚的個性，以及他對病患無微不至的呵護。他是一位神經外科醫師，更是位真正的醫者。

（作者為臺北醫學大學董事）

推薦序

先生緣，主人福

程建人

臺灣醫療水準之高舉世聞名，醫術好的醫師比比皆是，然而術德兼備、富有愛心與耐性的良醫並不常見，蔣永孝主任無疑是其中之一。

認識蔣主任已四、五年，當時內子飽受脊椎疼痛之苦，不良於行，原期盼退休後遊山玩水、走訪國內外舊友的許多計畫難以實現，非但她過得辛苦，全家的生活作息也受到影響。

面對這樣的情況，雖然多方打聽、看診就醫，但是未見改善，反而日趨嚴重。所幸在一位醫師朋友介紹下我們去看了蔣主任。臺灣有句俗諺：「先生緣，主人福」，大意就是病患和醫師投緣，醫病關係融洽，就醫後病情應會逐漸好轉，重拾幸福人生。第一次見到蔣主任，看他對待病患那種專業清晰的陳述，親切認真的態度，使我們瞭解病情全貌，放下緊張徬徨的心情，聽取蔣主任的建議，接受最好的治療，我們終於體會這句俗諺的真正意涵。

內子經他確診是腰椎滑脫導致不良於行的病因後，隨即安排開刀手術，幾小時下來，困擾內子多年的症狀終告解除。檢視她在手術前後的身體狀況與心境，可以用「判若兩人」來形容。

腰椎滑脫應不是大毛病，但不積極主動治療，拖久了往往會變成大麻煩。一般說來，病患消極就醫的可能原因有二，一是醫療常識不足，另一則是害怕，深怕萬一要動刀，若稍有不慎會出現肢體癱瘓等嚴重後遺症，因而選擇逃避。早年這種可能性是比較高，但是現在由於醫學突飛猛進，早已今非昔比。

不管是哪個原因，諱疾忌醫的後果通常都不好，蔣主任把行醫三十年的經驗，化為文字，出版《神經不神經》這本大作，無非是在提醒民眾應時時留意自己的身體狀況，一旦發現健康出問題，就應到醫療院所檢查及治療，踏出就醫的第一步，也就有了不同的新選擇。

仔細閱讀這本書裡所寫十八位病患的故事，篇篇平易近人，感傷中有溫馨，淚眼裡亦見詼諧，就像發生在你我身邊親友的身上似的，其中幾篇的罹病過程和我內人相仿，讀來特別有感。蔣主任視病猶親的醫者情懷，也讓病患願意重新選擇不同的人生。

人生百年，難免會有病痛，只要積極面對，及早發現，及早治療，大都可獲得緩解甚至痊癒。健康也是基本人權，不分人種、膚色，也不分貧富、貴賤，如何呵護屬於自己的健康，其實就存乎一心而已。

（作者為前外交部長、駐美代表）

突然當機的大腦——嗅神經部位腦膜瘤

她看女兒走近提款機，試了老半天，怎麼也領不出錢來。走近一看，才知道女兒已退化到不曉得如何使用金融卡提款，一個人眼神呆滯地站在ATM前，相當無助。

隨著科技發展，醫學影像檢查越來越精細，電腦斷層掃描（CT Scan）、核磁共振掃描（MRI）很容易就能發現腦部和脊椎神經是否出現病變，是否需要手術治療。

然而，動了外科手術後，部分患者並未如願痊癒，還是有些功能障礙存在，比如走路不穩等，可能還要再照X光或做MRI檢查，通常會發現脊椎神經也有問題。

脊椎和牙齒一樣，都會隨著年齡增長而逐漸退化，這是老化的自然現象，除了服藥或復健等治療外，病人有時也需要接受脊椎手術。

同樣的，就算順利完成脊椎手術，有些患者症狀還是未見改善，經進一步腦部MRI檢查，這才發現除了脊椎之外，腦部可能也有異常病變。

這些神經症狀的成因，可能是腦瘤，可能是糖尿病造成的周邊神經病變，可能是巴金森氏症等退化性疾病，也可能是接受胃繞道、胃束帶等減肥手術導致銅離子濃度不足而引起的症狀，或者是感染結核菌、疱疹病毒等所引起的神經障礙。

有些神經症狀被歸類為神經退化性問題，而忽略了其他可能性，造成「Mis Match」，無法對症治療，問題還是繼續存在，沒能徹底解決；因此，每個病人進到診間時，醫師仔細聆聽他們的故事，再從中找出病因，就變得相當重要。

受限健保　醫師無暇細聆聽

在美國，醫師的門診收費從兩百塊美金起跳，有些醫院的門診甚至收費一千兩百美金，每次門診只收五至十個病人。人少，問診時間就長，醫師可仔細聆聽病人敘述發病經過及病情變化，也才能做出最正確而適當的診斷。

反觀臺灣，自從施行全民健保以來，受總額預算限制，門診收費不到美國的十分之一，基於營運績效及成本考量，門診掛號幾乎不設限，醫師一個診看五、六十個病人是常態，有些所謂的「名醫」甚至看到上百名病患，每個病患能分到的就診時間少得可憐，往往才談幾句話就結束了。

這種掛號時間長、候診時間長、領藥時間長、看診時間短及病人為之氣短的「三長兩短」醫療現象，隨著健保財務狀況逐年吃緊而越加嚴重，民眾就醫品質當然每況愈下。

身為一名神經外科醫師，臺北醫學大學附設醫院神經外科主任蔣永孝非常清楚正確診斷的重要性，一個誤診，健康可能就此受創。就因為深深體認到：站在健康之前，身為醫者背負著無可迴避的責任，他總要求自己靜下心來，耐心聆聽病人的故事，再從聆聽過程中了解對方的病情，做出正確診斷。

曾任職某知名外商公司的陳秀惠，就因看診醫師沒有仔細聆聽她的痛苦吶喊，有過一段刻骨銘心的慘痛過往。

二〇一五年初夏季節，健康突然出了問題，從輾轉各醫療院所尋找病因，到重拾健康再度站起來，陳秀惠走過這輩子最艱困、也最難忘的一年。

四十幾歲，陳秀惠一頭俐落短髮，一看就是個精明幹練的職場女性，多年來在知名外商公司擔任應用軟體設計及專案經理，常率領團隊和各大銀行接洽，經過一次次的訪談，深入了解這些重要客戶的需求，接著寫出分析文件，再由專業工程團隊開發存款、放款等電腦應用軟體，表現相當亮眼。

就在她前途似錦、意氣風發之際，一場突如其來的健康風暴，卻讓她重重摔了一跤，人生瞬間從彩色變黑白。

作息顛倒　人變懶散丟工作

那是發生在二〇一五年夏天的事。向來準時早上七點多起床的她，一連幾天都睡到中午才醒來，陳媽媽覺得怪怪的，開始留意她的日常作息。

連續觀察幾天，她發現寶貝女兒晚上不是不睡，就是睡不好，常昏睡到隔天中午才勉強起床，確實有點不太對勁。

那一陣子，陳秀惠晚上常睡不著，就算好不容易睡了，也睡不好，於是就拚命吃東西，導致體重直線上升，看得媽媽心疼極了，陪她到醫院做全身健康檢查，但除了三酸甘油脂及血糖值偏高外，其他健康指標都正常，媽媽只好自我安慰是自己多慮了，一切都只是女兒工作太過勞累所致。

回想起那些日夜顛倒的日子，陳秀惠有著無限感傷。她說，剛開始只是睡太晚而無法準時上班，慢慢的開始發懶，不接電話，也不想和同事互動，就算是分內該做的事也不想做，原本主管眼中勤奮的她，突然變得意興闌珊，完全變了一個人。不久，她就丟了工作。

突然「被辭職」，已夠讓她傷心了，接下來身體不斷出現狀況，更讓她的心情盪到谷底。

有天晚上，她們全家外出用餐，吃完飯從餐廳出來，明明人行道非常平整，也沒任何障礙物，她卻突然腿軟，整個人往前仆倒，褲管磨破一個大洞，膝蓋也破皮流血，痛得她瞬間飆淚。

另一次意外發生在二〇一六年端午節前夕，她正要從廚房走回房間，也是莫名其妙摔倒，把媽媽打算用來包粽子的一整盤鹹蛋黃壓爛。還好，有那盤鹹蛋黃當緩衝，她才沒受傷，不過也把全家人嚇壞了。

陳媽媽回憶，那陣子陳秀惠幾乎整天把自己關在房裡，不是昏睡，就是發懶、發呆，不整理房間，更懶得洗澡，渾身散發出異味，陳媽媽常氣得大吼大叫，強迫她進浴室梳洗。

「有異味嗎？」「我聞不到呀！」每次被逼急了，陳秀惠就大聲吼回去。她並沒說謊，因為她的嗅覺已在不知不覺中喪失了，聞不到花香，當然也聞不到久未洗澡所散發出來的陣陣異味。

四處求醫　診斷卻是憂鬱症

傷心之餘，陳媽媽趕緊帶她四處就醫，住家不遠的精神科診所就成了首選。精神科醫師初步判斷是輕度憂鬱症，開出百憂解和安眠藥，要陳秀惠早晚按時服用。初期效果還好，不久後症狀依舊，只好另找心理師做心理諮商。

聽完陳媽媽鉅細靡遺的陳述，心理師心中多少有個譜，勸她不要再動不動就怒罵女兒，凡事好言相勸，不要再刺激她了。

儘管再三告誡自己一定要把情緒控制好，但陳媽媽只要一看到女兒成天關在房裡睡大覺，不洗澡又不愛打理門面，把自己搞得超級邋遢，一股無名火就上來，硬拖著她再去看了神經內科醫師，也做了腦波檢查。

「看起來就是一副愛睡的樣子。」一週後回診，那位醫師說：「沒什麼問題，還好啦！」並建議她不妨去精神科看看。

接下來那幾天剛好颱風來襲，預先掛好號的精神科停診，母女倆待在家裡，什麼事也不能做，可把陳媽媽急壞了。

望著窗外急風驟雨，又看看女兒無精打彩的模樣，陳媽媽決定冒險出門，拉著女兒就往附近一家標榜專治睡眠障礙的精神科診所走去，卻遭到強力抗拒。

陳秀惠自認為沒事，說什麼也不肯就醫，陳媽媽只好藉口要到外面吃飯，順便散散步，把她半哄半騙拉出門，再趁機繞進那家精神科診所。

一進診間，陳媽媽就如連珠炮般把女兒的症狀說了一遍，比如她嗜睡、她每天睡到天荒地老起不來、她成天發懶不愛動等。

「她是憂鬱症。」不等陳媽媽說完，那位精神科醫師就冷冷拋下一句，隨即開了百憂解及安眠藥，要陳秀惠回家按時服用。

雖已時隔一年多，陳媽媽一提起那位口氣不佳且非常不耐煩的精神科醫師，還是氣憤難平，「就是看個診嘛，有什麼好兇的！」

回到家，陳秀惠說什麼也不肯吃藥，陳媽媽越想越不對勁，趕緊再找另一家精神科診所，但這次她學乖了，一個人出門，以自己的名義掛號，再把寶貝女兒近來的狀況說了一遍。

想也知道，這種代別人就醫的看診模式，醫師當然不會接受，但也不好說什麼，只是客氣地要她回家好好勸女兒到醫療院所就診，並再三提醒她：「別再動不動就罵女兒了。」

也許受到啟發，陳媽媽回家後，果然耐著性子鼓勵女兒到醫療院所就診。不曉得是輕聲細語的策略奏效，或是死纏爛打的磨功發威，反正陳秀惠最後終於點頭答應，願意繼續就醫。

病情惡化　提款卡竟不會用

二〇一六年七月，診所裡的心理師評估陳秀惠已恢復到輕微憂鬱症的程度，只要按時服藥，半年就會好轉，聽得陳媽媽放心不少。

但好景不常，才過了一個月，陳秀惠的狀況就明顯退步，連精神科醫師都覺得奇怪。那一陣子，她手腳會抖，也站不穩，往往要先靠著牆壁休息一下，等狀況稍好後，才能繼續往前走。

剛開始，陳媽媽認為女兒可能是做了太多心理測試，累了倦了，所以才會手抖腳抖，於是只帶她到附近的精神科診所接受治療。儘管如此，陳秀惠卻未見好轉，狀況越來越差。

有天母女一起出門，她看女兒走近提款機，試了老半天，怎麼也領不出錢來。走近一看，才知道女兒已退化到不曉得如何使用金融卡提款，一個人眼神呆滯地站在ＡＴＭ前，相當無助。

她當下紅了眼眶，心疼極了。經歷那次事件後，她建議陳秀惠把存摺交給她，以後有需要時也好幫忙提款，但寶貝女兒翻箱倒櫃，整個房間找了好幾遍，就是記不得存摺放在哪裡。

再度帶著陳秀惠回精神科診所就醫，醫師聽了陳媽媽的描述後，也覺得不對勁，建議她不妨改去大醫院神經內科門診，但卻始終掛不上號，只好轉到臺北市立聯合醫院就診，而那已是二〇一六年八月的事了。

第一次到市立醫院神經內科就診，醫師要陳秀惠在診間來回走幾次。

「還好啊！」醫師看她走路並沒有不穩的現象，直覺沒什麼大問題。

「妳知道旁邊這個人是誰嗎？」

「我媽媽呀！」

「現在幾點？」

「下午五點。」

她才說完，神經內科醫師眉頭皺了一下。因為，那時才下午三點多而已。

陳媽媽馬上補充說明，女兒現在手機、電視遙控器都不會用了，就連以前重度使用、熟到不能再熟的電腦，也操作不來。

「我看，她可能是腦袋關機了。」醫師半開玩笑地說，建議她去找精神科醫師仔細檢查一下。

陳媽媽一聽嚇壞了，她們在精神科繞了好大一圈，才轉到神經內科求診，如今又要走回頭路，簡直晴天霹靂。

「要不這樣好了，我安排做一次電腦斷層掃描檢查。」那位神經內科醫師見狀，立即安排當天做影像學檢查，一週後看報告。

奇怪症狀 全因腦部大腫瘤

隔週她們準時回診，神經內科醫師指著電腦螢幕上的醫學影像說，陳秀惠腦部長了一顆很大的腫瘤，壓迫到周邊神經，嗜睡、記憶力減退、走路不穩、不愛洗澡等奇奇怪怪的症狀才會一個個冒出來。

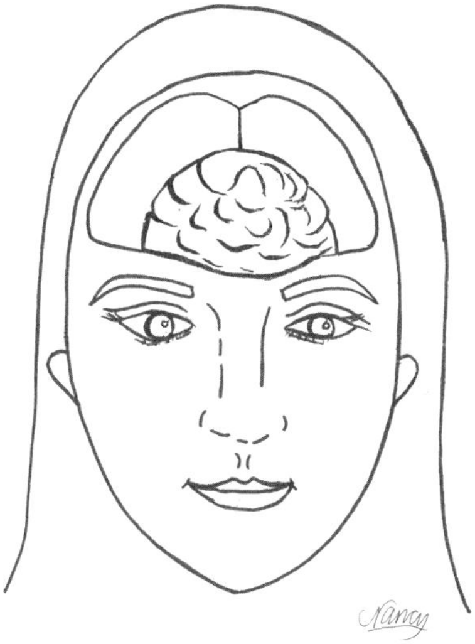

陳秀惠腦瘤示意圖

才聽完，陳媽媽「轟」一聲，腦袋突然一片空白，根本不曉得怎麼辦。陳秀惠則沒什麼感覺，因為那時候的她記憶力很差，完全記不得當時發生什麼事。

醫師當下建議改掛神經外科醫師的診，要陳媽媽馬上到樓下櫃檯幫女兒辦好住院手續，等候開刀。

腦部動刀可是件大事，陳媽媽不敢大意，決定先和親朋好友商量再說，婉拒市立醫院那位神經內科醫師的好意。

回家後，她立即打電話請教醫界人脈豐沛的一位朋友，對方建議她可帶陳秀惠到臺北榮總、臺大或北醫動刀，後來她選擇離家較近的北醫。

拿定主意後，她立即行動，但陳秀惠回家就倒頭大睡，叫也叫不醒，陳媽媽只好獨自搭計程車到北醫掛號。

她笑說，自己第一次進北醫，也不曉得該掛哪位醫師的號，就問掛號櫃檯工作人員：神經外科主任是誰？就這樣掛了幾天後蔣永孝醫師的診。

八月底的某個晚上，陪著陳秀惠走進診間，一看到穿著白袍、坐在電腦前的蔣永孝，陳媽媽直覺找對人了。「這種感覺很奇妙，就像是人與人之間的緣分，投緣就是投緣，很難用文字形容。」

陳媽媽帶來一張從市立醫院申請到的病歷光碟片，蔣永孝在電腦螢幕上仔細看了一下，判定是腦膜瘤，和市立醫院神經科醫師的診斷一致，隨即分析可以採行的治療模式及風險，並詢問她們的選擇。陳媽媽當下表明，她完全信任蔣永孝的醫療專業，全權交由他決定。

確定採行手術治療後，蔣永孝馬上開住院單，請她們到一樓櫃檯辦理手續，那時已是晚上十點多了。由於當天已無空床，櫃檯工作人員要她們先回家休息，隔天再打電話詢問有無床位。

隔天打電話確定有床位，陳媽媽立即帶陳秀惠搭計程車趕到北醫，先接受一連串檢查，下午才住進病房，手術安排在住院後的第四天。

住院醫師告訴她們，手術時間大約六個小時，但陳秀惠下午三點被推進開刀房，直到半夜十二點多才被推出來，比預期時間多了三個小時。

術後失眠　大腦修復好現象

「當我的意識慢慢恢復，發現自己竟然被綁在病床上，憤怒極了。」陳秀惠至今仍清楚記得那天的心情。

陳媽媽也被她突如其來的情緒反應給嚇壞了，連忙解釋那是蔣永孝主任在她的顱內裝了管子，引流腦部持續滲出的組織液，擔心她因躁動去拉扯引流管、導致危險，才暫時約束她的肢體。

陳秀惠根本聽不進這些解釋，轉而要求看護把綁在手腳上的繩子解開，卻被陳媽媽制止：「除非醫師同意，否則不准解開。」

不知是從哪裡來的力氣，陳秀惠根本不理會媽媽的警告，竟用牙齒把繩子鬆開，但隨即又被綁上，氣得她又哭又叫。

看著女兒生猛有力的情緒反應，陳媽媽其實是滿心歡喜的，畢竟陳秀惠那些日子來的狀況持續惡化，毫無活力可言；反觀術後她變得很有活力，睡眠習慣也明顯改變，白天晚上都睡不著，甚至有連續三天沒闔眼的紀錄。

悲喜交加之餘，陳媽媽看了女兒一眼，好捨不得，探詢蔣永孝醫師可否開安眠藥給陳秀惠服用，卻碰了軟釘子。

蔣永孝強調，睡不著及躁動代表腦部一直在運作、修復，因此再三叮嚀不可讓陳秀惠吃安眠藥，只要撐過那段腦部修復的黃金時間就好。

大腦手術通常要休息兩個禮拜才能出院，陳秀惠卻只在病床上待了八天就回家，可見恢復狀況相當不錯。

恢復良好 只剩嗅覺有缺陷

除了睡眠習慣改變外，陳秀惠的大腦功能也逐漸恢復，慢慢回想起該如何操作電腦及手機，生活自理能力明顯改善，不再忘了洗澡，也不再整天蓬頭垢面，正常多了。

一個月後，陳秀惠準時回診，問了蔣永孝很多問題，「我是不是好了？」「我現在還有問題嗎？」

「妳都能問這麼多的問題了，」蔣永孝半開玩笑地回答：「代表妳的大腦已恢復得差不多，當然沒什麼問題啦。」

如果真要挑毛病，那就是她的嗅覺神經被腫瘤壓迫太久，功能已喪失大半，下半輩子也許再也沒辦法細細分辨出花草的香味，徒留遺憾。

至於重回職場呢？蔣永孝認為她的復原情況相當好，工作能力沒問題，隨時可回到熱愛的職場，發光發熱。

即便如此，可能是不再年輕，也可能是離開工作已好長一段時間，重回職場之路走得辛苦，但陳秀惠並不以為意。可以再回職場打拚，當然再好不過，如果事與願違，她也能坦然接受，畢竟能重新撿回一條命，已是上天的最大恩寵，她無怨無悔，別無所求。

未仔細聆聽　延誤病因發現

回顧陳秀惠曲折的就醫經歷，醫師若能多花點時間，仔細聆聽陳秀惠的發病過程，也許就能早一點找出病因。就算當時陳媽媽認定她罹患了精神官能症，並帶她去精神科診所就診，有經驗的精神科醫師應會懷疑她可能罹患神經認知功能異常（Neurocognitive Disorder），也就是腦器質病變（Organic Brain Syndrome, OBS），那是大腦結構出問題產生的精神症狀。

一般精神疾病，大腦的組織結構沒有異常，而是大腦裡神經傳導物質的量改變，因而造成症狀。醫師可透過原始神經反射檢查、手掌反射檢查這兩種常見的檢查方式，判定是否罹患了腦器質病變。

原始神經反射檢查之一是敲打「人中」這個部位，敲打時正常人的嘴唇不會有收縮的動作反應，反觀腦器質病變患者則會。

蔣永孝解釋，「人中」位於鼻子與上嘴唇之間，小孩子的大腦額葉發育尚未完整，敲打這個部位時，嘴唇會出現類似吸奶嘴的動作；長大成人後，大腦額葉發育完成，就不會有類似反應。

敲打人中時，如果還會出現類似吸奶嘴的動作，就意味腦部完整性出現破壞，很可能已罹患了腦器質病變。

手掌反射檢查則是用手指輕撫掌心，小孩子的大腦額葉發育尚未完全成熟，手掌心在受到輕撫時，手指頭會不自覺地收縮起來。長大成人後，就算再怎麼輕撫手掌心，手指還是不會有收縮反應。

檢查時，如果手指會有不自主的收縮反應，就代表腦部結構出了問題，也應高度懷疑罹患腦器質病變，進而轉介到神經內科或神經外科做更詳細的檢查，包括電腦斷層掃描（CT）或核磁共振掃描（MRI）。

腦瘤超過五公分　恐致命危

蔣永孝記得，陳秀惠初次走進他的診間時，穿著打扮只能以「邋遢」兩字形容，加上表情呆滯、行為活動能力差，一看就知道有問題。那次門診，她不太講話，幾乎都由陪同的陳媽媽代答。

眼看情況不太對勁，他立即安排做腦血管攝影檢查，再搭配她先前在市立醫院做的電腦斷層掃描檢查，確認在眼窩上方的前顱底長了一顆直徑約六公分大的腦瘤。

如果不在腦功能區附近，直徑小於三公分的慢速成長腦瘤，腦部還可容忍，不易出現症狀。當腦瘤達三至五公分大時，會視侵犯區域而出現不同症狀，比如長在運動神經區，會有肢體運動障礙；長在語言神經區，會影響說話功能；若長在視覺神經區，視力會出問題。一旦腦瘤直徑超過五公分，因腦壓升高，症狀加劇，甚至會危及生命。

蔣永孝研判，陳秀惠那顆腦瘤至少已存在超過十年，後來因併發腦水腫，從前面的前額葉到後面的枕葉，整個大腦幾乎全都遭到侵犯，才會出現那麼多的症狀，若不立即處理，腦壓太高會影響到腦部的血流，隨時有致命危機。

他執刀的開顱手術把那顆腦瘤切除，術後腦壓明顯下降，腦水腫也一併解決，原本受損的腦功能逐漸恢復。術後回診時，他眼中所看到的陳秀惠，就像一朵由枯萎再度綻放的花朵，生意盎然。

Profile

嗅神經部位腦膜瘤｜Olfactory groove meningioma

一般長在鼻子與額葉之間，症狀為嗅覺喪失、人格改變、記憶力變差、注意力無法集中與視力減退等。由於這個部位的腦膜瘤會影響到兩側額葉功能，常產生精神症狀，類似精神疾病。這種腫瘤每年成長速率約1至2毫米，如果腫瘤還很小，一般沒有臨床症狀，患者不妨定期追蹤，一旦出現臨床症狀，就要考慮就醫治療及平時照顧。

肋骨斷不停——庫興氏症

那一陣子，蔡坤達可說衰事連連，身體狀況更是一天不如一天。

「你很難想像，很多人一輩子也碰不到一、兩次的骨折，對我來說卻是家常便飯。」他滿臉哀怨地說，最近三、四年來，光是肋骨骨折斷裂，少說也有一、二十次。

時序都已立秋了，天氣卻還任性地停留在夏天，陽光熱情如火。坐在廣達電腦股份有限公司研發園區一樓迎客大廳的沙發上，怎麼也看不出眼前這位笑臉迎人的壯年男子，曾有過多次厭世自殺的念頭。

提起那段不堪回首的往事，蔡坤達心情沒有太大起伏，只輕輕搖頭嘆息，就娓娓道出那些陳年往事，像在訴說尋常生活中的一些小事，已無悲喜。

蔡坤達是嘉義市人，家境不好，為了不增加家裡的經濟負擔，就讀龍華工專電子計算機工程科時，就過著半工半讀的日子，曾在有線電視公司打工，在外架設電纜，也當過送貨員，成天在外奔波，日子過得辛苦。

退伍後，進廣達電腦工作，沒幾年就被優退，只好到板橋市中正路開一家加盟火鍋店，當起老闆來，最後因房東猛漲房租，不得不結束營業。接下來，他曾到一家專做衛星導航系統的公司上班，做了三年，因緣際會下又再度走進廣達電腦的大門，擔任系統整合測試專員。

莫名發胖　健康頻出狀況

來自鄉下，他長得相當粗勇，又喜歡打球、游泳、爬山、露營、騎自行車等戶外活動，身體好得很。仔細回想，他懷疑在衛星導航系統公司的最後那幾個月，身體就開始出問題。那段時間，雖吃得不多，人卻胖了不少，體重從七十公斤一路飆到近九十公斤，高血壓、高血糖及水腫樣樣來，腳腫到連鞋子都穿不下。

到醫院就診時，腎臟科醫師也沒多說什麼，直接做腹部超音波檢查，結果發現腎臟裡有些大大小小的結石，隨即安排震波碎石治療。讓他覺得奇怪的是，腎臟結石每半年就長出一些，打不勝打，煩都煩死了。

除了結石，他的肚皮長了一圈俗稱「皮蛇」的帶狀疱疹，痛得不得了。大約同時間，腹部、大腿內側及後背等部位出現一些紫黑色如閃電般的紋路，模樣相當嚇人。他以為是帶狀疱疹造成的，但帶狀疱疹治癒了，那些可怕的條紋還在，害得他不敢打赤膊、不敢去健身房，更別說去游泳。

「一下水，恐怕整個游泳池的人都會馬上跳出來。」蔡坤達滿臉苦笑，他身上那一大片紫黑色紋路，自己看了都怕，別人看了不嚇死才怪。

不曉得是不是因為太胖了，那陣子他總覺得渾身無力，根本提不起勁做事，就算勉強工作，也維持不了多久。

朋友看他那副模樣，都說不正常，建議他去看皮膚科醫師。到了診間，皮膚科醫師看了看，認為可能是肥胖造成的肥胖紋，也可能是帶狀疱疹引起的毛病，開給他皮膚用藥及帶狀疱疹治療藥物，但連續治療一段時間，一點效果也沒有。

那一陣子，蔡坤達可說衰事連連，身體狀況更是一天不如一天。「你很難想像，很多人一輩子也碰不到一、兩次的骨折，對我來說卻是家常便飯。」他滿臉哀怨地說，最近三、四年來，光是肋骨骨折斷裂，少說也有一、二十次。

有沒有搞錯?!一、二十次?

「沒錯。就是那麼多次！」他十分篤定地說。

肋骨常斷　醫師束手無策

每次肋骨斷了，他總痛得死去活來，跑去看骨科，但醫師確診後大都認為情況不太嚴重，只要休息一段時間，斷裂的肋骨就會自然癒合，不需要積極治療，多半開給他止痛藥及肌肉鬆弛劑，就把他打發了。

有幾次實在痛到受不了，他乾脆死馬當活馬醫，改到中醫診所推拿，但往往適得其反，越推越痛，且疼痛的範圍也更加擴大，只好自認倒楣，摸摸鼻子算了。

那種從胸部傳來的陣陣劇痛，一次就叫人受不了，他卻三天兩頭就經歷一次，有時甚至痛到睡不著覺，只好起床，找個稍微舒服一點的姿勢坐著或靠著，熬過漫漫長夜，等待天明。

有一次，朋友介紹新莊有個不錯的骨科診所，他立即跑去就診。那位骨科醫師指著X光片子上密密麻麻的結點，不禁驚呼：「天哪！你的肋骨怎麼斷了那麼多次？」

每個結點，都是一次骨折的印記，有些結點甚至是舊痕加新痕，是重複骨折的位置，不難想見蔡坤達飽受骨折的痛苦程度。

那位骨科醫師把X光片子看了再看，搔搔頭，直說奇怪，但也不曉得到底發生什麼事，除了一樣開止痛藥及肌肉鬆弛劑給他之外，還提醒他多留意點，是不是長了「壞東西」，把他嚇得半死。

走出診所，一股恐懼感突然直衝腦門，蔡坤達第一次有生不如死的感覺，甚至浮起尋死的念頭。

雖已經過了好幾年，如今每次回想起來，他還是覺得心痛。那些年，他飽受肋骨骨折疼痛之苦，真想辭掉工作，但一想到有老婆孩子要養，又有房貸要繳，只能一次又一次地把淚水往肚裡吞，咬牙忍下去。

朋友笑他，一般人的肋骨只要斷個一、兩根，就痛得沒辦法走路，更不敢用力呼吸，而他卻動不動就肋骨斷，有時甚至左邊斷、右邊也斷，兩側肋骨接連斷掉，卻還繼續工作，不休息，真是太能忍了，「就像個神經病」。

他知道這些朋友並無惡意，只是用另一種方式關心他罷了，但聽多了，心情還是會受影響，覺得人生根本就是黑白的，不見彩色。

他唯一能做的，就是每天上班下班，過著如行屍走肉般的日子。胸口傳來肋骨斷裂引發的劇痛，就吃止痛藥，讓身體暫時擺脫疼痛的折磨。

忍痛工作　止痛藥當飯吃

止痛藥吃多了對身體不好，這點蔡坤達非常清楚，但肋骨一斷再斷，常痛得他既食不下嚥，也睡不著覺，根本管不了仿單上載明幾個小時才吃一顆的規定，只要一痛起來就吃，曾一天吃掉一整盒止痛藥，雖很誇張，卻也莫可奈何。

痛歸痛，該上的班還是得上，只能邊忍著痛邊工作。如果真的痛到受不了，就吃顆止痛藥，再趁著藥效發揮時多做點事，一天撐過一天。

「我的骨頭，就像保麗龍做的，相當脆弱。」曾有一次，睡到半夜，一個翻身「啵」一聲，伴隨而來的是一陣劇痛，蔡坤達就知道肋骨又斷了。或許是太常碰到這種衰事，他把突然斷裂而膨出來的肋骨硬壓回去，吃顆止痛藥後，繼續睡覺。

肋骨斷了又斷，倒也罷了，有時連其他部位的骨頭也來湊熱鬧，讓他哭笑不得。他住在新北市泰山區，每天騎機車到龜山區的廣達電腦上班，一趟路程約十五分鐘，其實還算便利。有次找不到停車位，他只好東挪西挪、硬擠出一個小空位，沒想到雙手才抬起機車，背部就傳來一陣劇痛，痛到他瞬間飆淚。

擦乾眼淚，他立即到附近的醫院掛急診，X光檢查找不出確實原因，急診科醫師說可能是深層肌肉拉傷，開了止痛藥和肌肉鬆弛劑，要他回去休息。

那晚睡覺時，痛到身體不斷往前傾，既不能坐，也不能躺，相當痛苦。折騰了老半天，他終於累到睡著，可一翻身又被痛醒，只好吞下雙份的止痛藥，勉強讓身體舒服點。

隔天清晨，他痛到幾乎無法起床，只能強忍著痛，出門去找一位朋友介紹的中醫師。對方摸了又摸，皺起了眉頭，直說怪怪的，接著又是整骨又是推拿的，搞了老半天才結束。回家後，他只覺得症狀加劇，當天就完全不能動了。

情急之下，他打電話給那位中醫師，對方也覺得不太對勁，介紹他去臺北一家醫院就醫。掛了電話，他立即上網掛號，到醫院接受X光檢查後，確診是脊椎坍塌，那位醫師隨即安排開刀，在患部灌注骨水泥固定，隔天就出院。

那次手術順利成功，他也回公司上班。不久後，他參加員工健檢，驗血檢查呈現異常反應，他接受建議到鄰近的醫院複診，掛了新陳代謝科的門診。

抽血檢查 發現庫興氏症

再次驗血發現，皮質醇飆高，醫師仔細聆聽他的主訴，且又察覺他有水牛肩、月亮臉、水腫、皮膚紋路、骨質疏鬆及高血壓等臨床症狀，懷疑罹患了庫興氏症，開單要他再做核磁共振掃描檢查（MRI）來確診，但排隊等著做影像學檢查的人太多了，一排竟排到三個月後。

「我都快掛了，哪能再等三個月呀！」那時的蔡坤達人很不舒服，既睡不著，也吃不下東西，整個人病懨懨的，體力很差。他心裡明白，再不積極就醫，他恐怕活不了多久。

他不想再這樣等下去，上網掛北醫新陳代謝科的門診，醫師也認為很可能就是庫興氏症，為求慎重起見，又安排抽血、X光及MRI等多項檢查。MRI檢查就排在兩天後，確診就是腦下垂體腫瘤引起的庫興氏症，新陳代謝科醫師直接將他轉給神經外科主任蔣永孝接手處理。

蔣永孝檢視影像學檢查資料，建議蔡坤達要盡快住院開刀，因為那顆腫瘤已長得很大顆，晚一天處理，就多一分風險。

蔡坤達毫不猶豫，二〇一六年底就住院開刀。他記得中午被推進手術房，那天晚上才被推出來，送到加護病房繼續觀察，算了一下，那檯刀大約開了八、九個小時。

被送到加護病房時，他整個人迷迷糊糊的，尚未清醒。據醫護人員事後形容，他當天鬧得很厲害，不肯吃藥，一直吵著要下床，且執意要離開加護病房。由於他實在太「盧」了，醫護人員只好破例請他太太進加護病房陪伴，他的情緒才穩定下來。

事後回想起來，他也覺得不好意思。「我自認個性溫和，不是那種會大吵大鬧的人。」如果真要追究原因，他認為有可能平常止痛藥吃太多了，因此再吃正常劑量的止痛藥時，藥效明顯不足，才會出現反常行為。

腦部腫瘤　致荷爾蒙異常

蔣永孝表示，蔡坤達的腦下垂體長了一顆腫瘤，導致荷爾蒙異常，大腦分泌太多促進皮質醇的ＡＣＴＨ，使得皮質醇長期飆高，才會出現月亮臉、水牛肩、肚子肥大、骨質疏鬆及紫斑等症狀。

一般人體內的ＡＣＴＨ和皮質醇，每天有兩波起伏，第一波高峰在上午九點左右，ＡＣＴＨ會促使皮質醇分泌，整個人就很有精神。到了下午，皮質醇分泌量少，逐漸沒有精神，第二波隨即在傍晚出現，ＡＣＴＨ再度促使皮質醇的分泌，傍晚才又會像一尾活龍。

蔡坤達的ＡＣＴＨ沒有分兩個波段上下起伏，全天都很高，一直分泌皮質醇，月亮臉、水牛肩、肚子肥大、高血壓、高血糖、鈣質流失、骨質疏鬆、腎結石及紫斑等症狀才會一個個浮現，肋骨也才因為骨質疏鬆而斷個不停。

皮質醇分泌量一直偏高，不是很有精神、很有活力嗎？

「短期間內的確如此，但時間久了，就完全不是那麼一回事。」蔣永孝解釋，皮質醇就像汽油，分泌量越高，引擎的運轉速度也越快，汽車雖可以飆得非常快，但時間一久，引擎因過度運作而縮缸，反而像頭老牛一樣，慢吞吞的，怎麼跑也跑不快。

蔡坤達體內的皮質醇長期飆高，早已超出身體負荷，當然會整天覺得疲憊，提不起勁來。

手術切除腦下垂體腫瘤，從加護病房轉回普通病房後，他還是抱怨渾身無力。蔣永孝安慰他別心急，因為術後ＡＣＴＨ濃度不夠，皮質醇分泌量也不足，當然會覺得全身無力，只要長期服用生理性皮質醇就可改善。

皮質醇　過與不及都危險

蔣永孝表示，皮質醇和甲狀腺素是人類兩大活命的荷爾蒙，過與不及對身體都不好，長期分泌不足，人會沒有元氣，嚴重時甚至會致死；如果長期分泌量太多，就會像不停高速奔馳的汽車，遲早會報銷。

按時口服生理性皮質醇後，蔡坤達很快就恢復體力，精神變好，肋骨不再骨折，從此人生從黑白變彩色。

他羞紅著臉說，以前睡覺時，

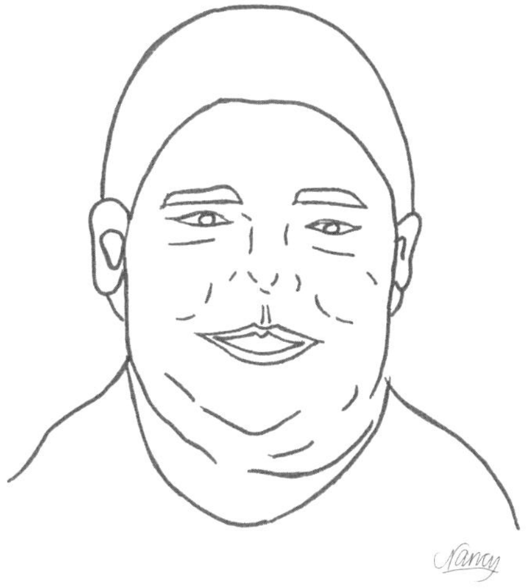

庫興氏症治療前

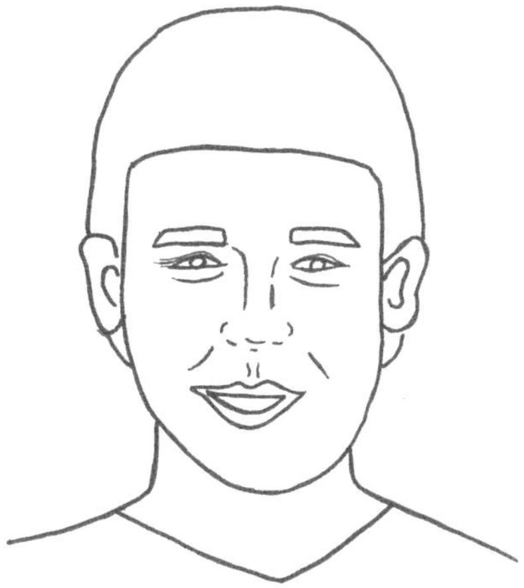

庫興氏症治療後

每隔半個小時就因頻尿而上廁所，總刻意睡得離老婆遠一點，以免半夜吵醒她。如今，「我可以天天抱著老婆，一覺到天亮。」言談間，整個人又活過來了。

回顧以往，如果能及早警覺肋骨一再骨折所傳遞的訊息，就醫接受徹底檢查，是不是可以少受那麼多苦？

「不！不！不！」蔡坤達連忙搖頭：「如果及早確診，並接受其他醫師的手術，說不定我這條命早就沒了。」

「這不就是人生嗎？」他樂觀地說，遭受一次次肋骨骨折的折磨，也許就在等蔣永孝的出現。就是因為這些轉折，他才得以獲得救贖，重新找回健康人生。

Profile

庫興氏症｜Cushing's disease

庫興氏症是因腦下垂體分泌過量ACTH、導致腎上腺素過度分泌皮質醇引發的問題，患者外觀會出現明顯變化，包括向心型肥胖（肚腩有贅肉但雙臂與雙腿較細）、滿月臉（臉又圓又紅）、水牛肩、肚皮有紫斑等，且常合併性慾降低、女性月經失調、肌肉無力及骨質疏鬆等症狀，血壓、血糖易升高且藥物很難控制。可透過MRI檢查、荷爾蒙檢測來確診。治療方式有外科手術、藥物治療及放射線治療，也可選擇切除兩側腎上腺。

燈泡老是不夠亮——腦下垂體腫瘤

那一陣子她老是覺得家裡太暗，直覺反應是燈泡壞了，動不動就叫先生去買回來換。
這下好了，兇手是腦下垂體腫瘤，
燈泡是代罪羔羊的倒楣鬼一號，二號則是常被她呼來喚去的先生。

第一次和臺北醫學大學神經再生醫學博士學位學程助理教授謝宜蓁見面，很難相信眼前這位長相清秀、思路清晰的女子，三年前才開過顱內手術。

「老實說，如果妳不說，沒人知道妳曾動過那麼大的手術。」這話說得實在，沒有恭維或吹捧之意。

「從年輕開始，我就有泌乳激素過高的問題。」謝宜蓁說，青春期過後，她的月經週期一直都相當紊亂，有時候七、八十天才來一次，有時甚至長達一年也不見蹤影。就算月經來了，經血量也非常少，讓她不禁擔心，自己恐怕已喪失了懷孕生子的能力。

泌乳激素高　從小經期亂

十年前，她開始看中醫，試著透過傳統醫學來調養體質，但吃了一陣子中藥後，可能是藥性太補了，常莫名其妙就流鼻血，只好喊停。

中醫行不通，她改看西醫，並到臺北某家大型醫院婦產科門診就診。仔細說明病史後，她隨口探詢是不是腦下垂體出了問題。

那位婦產科醫師明白告訴她，抽血檢查並未發現泌乳激素有高到影響腦的地步，應和腦下垂體無關。他隨即開列處方，要她回去按時服用。

說也奇怪，持續服用醫師開的西藥一陣子後，她的月經週期恢復正常，甚至還順利懷孕生子。

只不過，生產過後，她的月經再也沒有來過，但當時她剛拿到臺北醫學大學公共衛生博士學位，正打算到美國癌症治療重鎮希望城（City of Hope）當博士後研究員，忙到沒時間去管月經來不來，這個生理異常現象也就被她忽略了。

剛到美國，謝宜蓁發覺，只要待在比較暗的地方，像是做西方墨點實驗在暗房壓片時，放眼望去總是一片漆黑，什麼也看不見，導致她無法獨立完成實驗，非得仰賴他人協助。

對從事科學研究的她來說，這個打擊非同小可，逼著她非得面對不可，她才慢慢爬梳近半年來生活中的點點滴滴，終於理出一些頭緒來。

燈泡不夠亮 眼前常昏暗

比如說，出國前某一天，她和先生手牽手去看電影，才走進有點昏暗的電影院，她就突然來個踉蹌，差點跌個狗吃屎。

「妳是怎麼了？」伸手扶一把，她的先生不禁問了一句。

那陣子，她老覺得家裡太暗了，一直吵著先生換燈泡。閱讀論文資料時，某個角度就是看不清楚，一整行字，還會與上下行重疊在一起，看得「霧煞煞」，得換個角度才行，一篇論文看下來相當辛苦。

那年北醫體系員工年度體檢時，她就被檢查出視力有問題，雙眼視力都小於〇・一，幾近於弱視。白紙紅字的視力檢查報告，終於讓她徹底覺悟，是該勇敢面對、找眼科醫師好好檢查的時候了。

謝宜蓁就近在臺北醫學大學附設醫院眼科門診掛號，眼科醫師仔細地檢查一遍，初步判斷她的眼睛沒什麼問題，於是再進一步檢查視野，發現她確實看不到某一側的影像，當下安排她去做核磁共振檢查。

核磁共振檢查的影像資料傳回診間，眼科醫師不禁大喊一聲「Bingo」，果然不出他所料，謝宜蓁的視力問題和眼睛結構沒多大關係，而是來自於神經病變，隨即退了原先預掛的下次眼科門診，建議她改找神經內外科的醫師就診。

就在那個週三的上午七點半，她參加北醫神經醫學研究團隊的例行討論會，遠遠看到北醫附醫神經外科主任蔣永孝走進來，她立即迎上前去打招呼。

「我腦袋裡可能長了東西，你可以幫忙檢查一下嗎？」既然是熟識的朋友，她就省了客套話，直接提出要求。

巧的是，那天下午蔣永孝剛好有門診，二話不說就要她下午到診間報到。

眼睛沒問題 關鍵在神經

門診時，蔣永孝從電腦調出她先前做核磁共振檢查的影像資料，確認一顆腫瘤就長在腦下垂體上，長約三公分，當場立刻安排手術。

「太大了！」蔣永孝一臉嚴肅地說，那顆腦下垂體腫瘤已大到足以影響視力的程度，如果一拖再拖，擺著不去處理，一旦出血就可能導致失明。

原本還心存一絲僥倖的謝宜蓁聽完，趕緊把「為什麼要開刀？」這句剛要說出口的話吞回去，頻頻點頭稱是。

她清楚記得是在二〇一四年四月一日愚人節開的刀。她是那天的第一檯刀，一大早七點半就被推進開刀房，等她再度清醒過來，已是那天晚上七點左右，足足開了近半天。

她事後得知，蔣永孝採行內視鏡手術，手術器械從鼻腔進去，穿過鼻竇，再將腫瘤一小塊、一小塊的小心切下、夾出。由於沒有選擇一般的開顱手術，且傷口就在鼻腔內，顏面沒有留下疤痕，術後她依然亮麗如昔。

從開刀房送到加護病房觀察期間，蔣永孝一直測試她的視野恢復情形，初步發現視力已明顯改善，但仍有部分重影。

蔣永孝解釋，那顆腦下垂體腫瘤壓迫視神經太久了，視神經多少受到傷害，術後初期難免仍有重影，一段時間後就會慢慢恢復。

開刀取腫瘤　視野漸恢復

「燈好像比較亮耶！」出院回家後，她不禁脫口而出，那充滿喜悅的聲調，連一旁的先生也聽得出來。

「他最無辜了。」謝宜蓁笑說，那一陣子她老是覺得家裡太暗，直覺反應是燈泡壞了，動不動就叫先生去買回來換。這下好了，兇手是腦下垂體腫瘤，燈泡是代罪羔羊

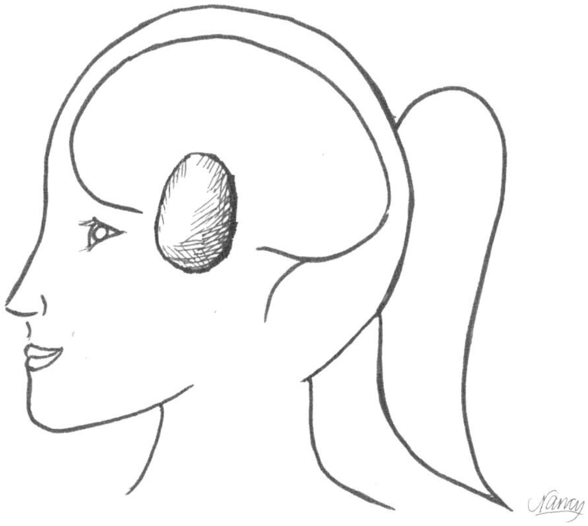

腦下垂體腫瘤示意圖

的倒楣鬼一號，二號則是常被她呼來喚去的先生。

一個月後，她回眼科門診檢查，視野已恢復正常，原本無法一眼看清的一行字，已可看清許多。她相信，假以時日，視力會越來越好，而這也讓她回想起開刀兩年前的一些往事。

那時候，她一直認為看不清楚是近視突然加深造成的，曾找眼科醫師做過一次雷射近視矯正手術，如今回想起來，那是個沒多大意義的治療。

蔣永孝對此也有些看法，他認為視力出現變化的原因不出兩個，一是眼睛內部的問題，另一則是眼睛後面的問題，有經驗的眼科醫師若檢查發現眼睛結構正常，就會懷疑可能有其他原因，而建議病患轉到神經內外科等科別另做檢查。

不過，那些事對謝宜蓁來說，都已不再重要，快快樂樂地活在當下，才是她在意的日常。

她心滿意足地說，現在就算再暗的地方，都能看得清楚，以前無法完整讀完的論文，如今都可輕鬆完成，就算看電影也ＯＫ，不會動不動就在昏暗的電影院跌倒。

更重要的是，家裡不用再經常換燈泡，而這一切，就是幸福。

Profile

腦下垂體腫瘤｜Nonfunctioning pituitary adenoma

腦下垂體位於顱底正中間的蝶鞍部，主掌體內荷爾蒙分泌與調控，從基本生命功能的維持、身體發育到傳宗接代，都扮演非常重要的角色。小於1公分的腦下垂體腫瘤稱為微小腫瘤，大多數不會引發臨床症狀，也不一定會長大；超過1公分的腦下垂體腫瘤稱為巨大腫瘤。臨床症狀可分功能性和非功能性兩種，功能性腫瘤大多數是微小腫瘤，腫瘤細胞會分泌異常量荷爾蒙導致身體變化；非功能性腫瘤的荷爾蒙分泌沒有異常，多半是腫瘤長很大，因視神經交差導致視野縮小，總覺得燈光或窗戶不夠明亮而就醫，才被診斷出來。可透過MRI檢查及荷爾蒙檢測來確診，再施以外科手術、藥物或放射線等治療。

綠巨人浩克變身記——末端肢體肥大症

郭正偉說，最近幾年他總覺得鞋子越穿越緊，只好買大一到兩號的鞋子。有幾次，他甚至還問百貨公司的專櫃小姐，現在的鞋子是不是越做越小了？那位醫師聽完，也沒說什麼，眼睛卻盯著他的五官仔細打量，再比對健保卡上的照片：「你的臉真的比以前大耶！」

二〇一七年五月十八日一大早，出門前習慣照一下鏡子，郭正偉覺得自己好像又變得更帥了。

是自戀？還是白目？也許有那麼一點，但看在這些年陪他一路走來的人眼裡，就完全不是那麼一回事。

「他確實有資格自誇變帥。」臺北醫學大學附設醫院神經外科主任蔣永孝回想起幾年前在診間第一次見到郭正偉的模樣，前額突出，鼻頭肥大，下巴寬闊，嘴唇大而肥厚，加上粗糙的皮膚，長相怪得嚇人，如今整張臉小了好幾號，膚質變得細緻光滑，根本就判若兩人。

如果把時間倒轉三年，郭正偉其實和其他人沒有兩樣，但二〇一四年六月那場車禍之後，他的容貌外觀出現了很大的變化。

那天是典型的夏季天氣，又悶又熱，他才騎摩托車出門不久，一個歐巴桑突然從巷子衝出來，一個緊急剎車，雖未撞到人，他卻連人帶車摔倒在地，被就近送到臺北醫學大學附設醫院急診室。

X光檢查顯示，他的左側鎖骨骨折，隨即被安排住院。隔天一大早，進手術室，醫師將斷裂的鎖骨釘上鋼板固定，術後不久就出院回家休息。沒想到，這一休息就足足兩個月。

車禍休養　健康頻出狀況

郭正偉解釋，退伍後他從事珠寶加工，一做就是近二十年。珠寶加工，必須用力拉金銀線，斷裂的鎖骨雖已打上鋼釘固定，還是難以使力，什麼事也做不了，只好乖乖聽從醫囑，在家休息。

休息期間，他發覺右膝關節有點腫脹，蹲下再站起來，或是上下樓梯時，有點卡卡的，也有些痠痛不舒服。他認為可能是開刀後休息太久，加上年過四十，關節開始退化才造成的，並沒放在心上。

再次回北醫骨科複診，醫師發現他的右側膝關節有點退化，安排超音波檢查，確認右膝關節有些磨損，但不嚴重，建議他勤做復健，加強肌肉強度。回家後，郭正偉真的照做，每週運動二至三次，每次至少一百分鐘，幾個月下來卻沒什麼效果，後來也就放棄了。

他的工作室離家不遠，是間小套房，專門接受珠寶店的委託，修改或訂做珠寶飾品，生意不算興旺，但還過得去。傷後再度上工時，他發現手指關節有點緊繃，那種感覺就像昨天搬了重物、今早醒來手指頭有點緊緊的，不是很靈活，而這種奇怪的感覺，早上醒來時尤其明顯。

他心想，一般人都說年過四十身體就開始退化，他也才四十歲出頭，怎麼一下子退化症狀全都來了？

那一陣子，久未碰面的朋友一見到他，都不禁搖頭，直說他整個人都變了，除了臉比較臃腫外，精神也差，一副很累、很累的樣子。有人甚至心直口快地說，他看起來就像六十幾歲的老人。

「這真是很傷感的事。」郭正偉知道那些朋友都沒惡意，只是說出心裡話而已。他事後想想也對，家人天天生活在同一個屋簷下，不易察覺到他的變化，但那些朋友就不同了，久久才碰一次面，感受當然不一樣。

手掌變大 上網查知異常

隔年的二〇一五年，他重回北醫開刀，拿掉釘在左側鎖骨的鋼板，身體突然感到無比輕鬆，只要有空就去游泳、跑步，但每次運動，膝蓋就不舒服，而他總認為那是年過四十的自然老化現象，不肯面對事實，過一天算一天。

游泳時，別人看他自由式游得蠻快的，有點不服氣地說，他的手掌比較大，划水面積也大，當然佔便宜。每次聽到這種帶點酸味的玩笑話，郭正偉總是笑笑就算了，有次實在忍不住，直接伸手和人比大小，「真的耶！我的手掌還蠻大的。」

那天以後，他三不五時就盯著自己的手掌看，越看越不對勁，連忙以「關節腫脹」為關鍵字上網查資料，答案幾乎都是退化性關節炎。

他想想可能不是這個毛病，於是在「關節腫脹」之外，又加了「肥」及「關節肥大」這些關鍵字，隨即跳出幾篇臺北榮民總醫院的醫學報導，主題全都是「末端肢體肥大症」這個疾病。

懷著忐忑不安的心情，他連結到臺北榮總的官方臉書，再連結到末端肢體肥大症病友團體的臉書頁面，悄悄登入帳號，加為臉友。只是他從不發言，只看病友的留言，專心當個潛水族。

一篇篇的留言，他越看越心驚，趕緊回頭想想近年來的就醫過程，發現醫師曾說他的血壓偏高，心跳也較快，開始懷疑自己就是末端肢體肥大症患者，並將他的憂心告訴一位在北醫當護理師的朋友。對方聽完，直說不太可能，要他別再胡思亂想，沒事不要自己嚇自己。

但郭正偉就是不放心，那位朋友只好建議他到家庭醫學科看診，好好檢查一下。順利上網掛號並前往就診時，他把近來所有症狀說了一遍，還強調自己可能罹患了末端肢體肥大症。

儘管半信半疑，家醫科醫師還是要他伸出手腳，發覺他的手掌和腳掌真的比一般人大了些。

郭正偉隨即補充，最近幾年他總覺得鞋子越穿越緊，只好買大一到兩號的鞋子。有幾次，他甚至還問百貨公司的專櫃小姐，現在的鞋子是不是越做越小？

那位醫師聽完，也沒說什麼，眼睛卻盯著他的五官仔細打量，再比對健保卡上的照片：「你的臉真的比以前大耶！」隨即開張檢驗單，要他去抽血檢查，結果發現他的生長激素真的高出正常值很多，初步診斷為生長激素過高導致的軟體組織增生，也就是所謂的末端肢體肥大症。

肢端肥大 全因腦部腫瘤

雖是意料中事，郭正偉當下還是難以接受。待情緒稍稍平復後，他才娓娓道出一件事，原來他太太近幾年時常抱怨他睡覺時鼾聲越來越大，害她睡到半夜還曾被如雷的鼾聲嚇醒，於是陪他到醫院檢查，結果發現他的舌頭比一般人大，平躺時容易堵住氣道，才會經常發出擾人的鼾聲。

在那之後不久，有次全家去看《復仇者聯盟二》這部好萊塢電影，兩個寶貝兒子發現老爸長得蠻像主角之一的綠巨人浩克，開心得又叫又跳。

其實也是，那時候的他眉頭較凸，鼻子也比較大，長相和別人不一樣，也和以前的自己有明顯不同。只是，他未曾警覺健康出了問題，才讓腦下垂體腫瘤引發的末端肢體肥大症持續惡化下去。

既已確診，那位家醫科醫師當下把他轉給神經外科主任蔣永孝接手，而蔣永孝也安排他去做腦部電腦斷層掃描檢查(CT)，確定腦下垂體長了一顆直徑二・七公分的腫瘤，隨即從口袋中拿出記事本，安排開刀時間。

蔣永孝說，一般人的生長激素主要在青春期會明顯增加分泌量，等過了青春期、發育完成後，就會恢復正常，因此身高及體型不會大暴走。

如果生長激素在青春期發育完成之前就飆得很高，身高會特別高，出現所謂的巨人症。

過了青青期且發育完成後，如果生長激素的分泌未回歸正常，還是維持在高檔，由於骨骼的生長板已經閉合，不會再繼續長高，只有手掌、腳掌等肢端會持續長大，就出現末端肢體肥大症。

腦下垂體 腫瘤分為兩類

腦下垂體腫瘤可分功能性及非功能性兩大類，功能性腦下垂體腫瘤會導致身體荷爾蒙的改變，隨著各種激素濃度分泌異常，進而導致血壓、月經及體型的改變，出現巨人症、末端肢體肥大症等臨床症狀。

至於非功能性腦下垂體腫瘤則不會造成荷爾蒙的異常分泌，也不會產生體型、生理及功能的改變，只有在腫瘤持續成長、進而壓迫到上方的視神經時，才會導致視力受損，但大多數患者都是在視野明顯縮小時，才被檢查出來。

郭正偉是功能性腦下垂體腫瘤引發的末端肢體肥大症患者，發病過程中，外觀才會明顯改變。

蔣永孝表示，功能性腦下垂體腫瘤一般直徑不超過一公分，荷爾蒙異常分泌導致明顯的臨床症狀，病患就會被診斷出來。郭正偉之所以拖那麼久才確診，可能是他的神經太大條，沒把肢體外觀的改變看在眼裡，未積極就醫，才讓腫瘤越長越大。

不管是否延誤就醫，一旦確診，最好的解決方式就是把腫瘤組織盡可能切除乾淨，才能把異常分泌的生長激素降到正常值，也才能避免心臟肥大引發心臟衰竭而減少壽命。

除了可及早救回一命，只要生長激素恢復正常，變形的肢體及外觀也會逐漸恢復正常。比如說，原本下巴變寬而出現的國字臉會變回瓜子臉，肥厚如香腸的上下嘴唇會變薄，凸出的前額會變小，肥厚的鼻頭會變窄，至於粗糙的皮膚，也會因毛細孔縮小而變得光滑。

總歸一句話，切除腦下垂體腫瘤後，患者通常會變得年輕有活力，也會變得英俊或漂亮。

手術過後　變瘦也變年輕

二〇一六年元月的那檯手術，相當順利。從加護病房轉到普通病房後，郭正偉發現原本拿筆時感覺比較緊的手指頭變鬆了，也變得靈活多了，讓靠靈巧雙手賺錢養家的他相當開心。

術後第一次回診時，蔣永孝也不禁大讚：「哇！你怎麼變得這麼年輕!!」聽得郭正偉樂不可支。

一年多來，很多朋友再次碰到他時，不是驚呼：「天哪！你怎麼變年輕了？」「你最近比較瘦喔。」要不就是一再打量他的身材，滿臉狐疑地問：「你去減肥了，對不對？」

郭正偉再清楚不過，他的體重只減輕兩、三公斤而已，其實並不多，主要是原本腫脹的臉整個消下去，才讓他看起來瘦了一圈。

別人的稱讚，當然讓他開心，但他也確實感受到自己比以前有精神，比較年輕，也比較帥，整個人顯得更有自信。

回想過往，他覺得末端肢體肥大症最具殺傷力的一點，就是進程相當緩慢，慢到察覺不出來。就拿他來說，手指腫脹變粗，總認為是年歲漸增的自然老化現象，是理所當然的事，也就沒放在心上。他甚至認為，自己就像是經常搬重物的水泥工，手指當然會慢慢變粗，沒什麼好大驚小怪的。

只是這種自我安慰，有時會誤了健康。他是珠寶加工師傅，常為客戶量身打造戒指，偶爾也會為自己量一下指圍，早就發現，最近幾年指圍越來越大，例如，他左手無名指的指圍原本是十一號，後來竟脹大到十五號，以前可輕鬆戴上去的戒指，怎麼也戴不下了，但他或許是神經太大條，或許是刻意視而不見，才未及早發現問題，及早就醫。

還好，晚發現總比沒發現好，蔣永孝動刀將腦下垂體那顆腫瘤切除後，他的手指腫脹情形明顯獲得改善，指圍又縮小了幾號，試戴戒指不再卡卡的。

此外，血壓及心跳速度也都逐漸恢復正常。術後他定期回北醫複診，抽血檢查都正常，腦下垂體腫瘤未再復發，手腳及容貌已逐漸恢復到六、七年前的模樣，讓他高興不已。

而更讓他高興的是，末端肢體肥大症並不是先天性遺傳疾病，他的兩個兒子將不會是下個版本的綠巨人浩克。

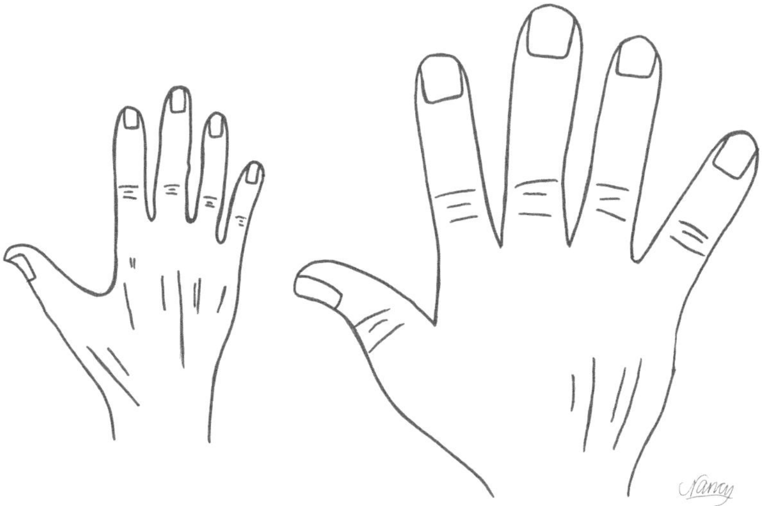

正常的手　　末端肢體肥大症的手

Profile

末端肢體肥大症｜Acromegaly

生長激素從腦下垂體細胞分泌而來，主要功用是協助發育成長，嬰幼兒時期分泌量最多，之後即逐漸下降，30至40歲後降到最低，午夜睡眠時是每天分泌高峰。生長期的生長激素分泌量太高，會導致生長過度，出現巨人症；如果成年後才快速分泌，則會導致骨頭變粗，手、腳與臉最為明顯，稱為末端肢體肥大症，腦下垂體腫瘤是致病主因。除了影響外觀，生長激素分泌太多也會引起高血壓、糖尿病、心臟肥大，不治療有危及健康之虞。除透過MRI檢查進行診斷外，也需抽血來確認荷爾蒙濃度，治療以手術為主，藥物治療與放射線治療次之。

這些名人也罹患這種病

- 曾在007系列電影中扮演大鋼牙的美國演員李察・基路（Richard Kiel）

無敵鐵金剛死裡逃生

——惡性膠質細胞瘤

六月沈雅各再度回臺灣，並回北醫再做一次MRI檢查，結果發現腫瘤細胞不僅從右腦擴散到左腦，且又新長了一顆腫瘤，病情明顯惡化。蔣永孝當下告訴沈雅各及太太，既然情況已如此不樂觀，在所剩無幾的日子裡，「你想做什麼，就去做吧。」

一個被認定活不過幾個月的惡性腦瘤患者，兩年後，不僅活得好好的，核磁共振掃描檢查（MRI）還找不到任何腫瘤組織，除了奇蹟，難再形容。

沈雅各即將年滿六十，這一輩子順順遂遂，也沒什麼大病痛，健康卻在二〇一五年七月亮起紅燈。那病來得急又快，讓他措手不及，工作及生活步調全都亂了。

那年夏天，天氣一如往常炎熱，他在越南同奈省自己一手經營的傢俱工廠忙著出貨。有天早上起床，正打算穿上拖鞋，卻發現左腳怪怪的，有點無力，怎麼也套不進拖鞋裡，只好坐下來，伸手把拖鞋套到腳上，才完成那個再熟悉、再簡單不過的動作。

不久後，他的左手也出狀況，打電腦時總覺得卡卡的。剛開始，他以為是新買的鍵盤壞了，右邊正常，左半邊卻顯得沉重，左手指常按不下去。他當下請兒子和女兒過來幫忙檢查一下，但查了老半天，鍵盤完全正常，一點問題也沒有。

那一瞬間，一個不祥的念頭閃進他的腦門：「難道生病了？」也許是駝鳥心態，下一秒鐘他就自我安慰：「沒事沒事，不要自己嚇自己。」

手腳無力 自我安慰先按摩

沈家有糖尿病家族史，不少長輩都飽受糖尿病之苦，為了不讓自己也步上後塵，沈雅各從小就非常注意養生，三餐過後一定出門快走二、三十分鐘，每天少說也走上萬步，體力好得很，親朋好友都叫他「無敵鐵金剛」。突然說他健康有問題，他當然難以接受。

手腳無力，既然不想就醫，就只能想想其他辦法。他決定先找越南當地一位有名的按摩師幫他全身按摩，兩個禮拜下來，卻沒有什麼效果，孩子們再也按捺不住，開始講話了，要他非得去醫院徹底檢查不可。

其實，不只孩子和老婆緊張，他自己也開始害怕起來。就在那幾天，有次進門時，右腳跨進去了，左腳卻跟不上，被卡在門外，害他差點摔倒在地，當場嚇出一身冷汗來。

還有一次，他爬樓梯回四樓的房間，左腳卻不聽使喚，完全使不上力，最後在兒子和女兒攙扶下，才勉強上樓休息。

一次又一次的驚嚇過後，他不敢再鐵齒，二〇一五年八月初從越南胡志明市搭機回臺就醫。前一天，明明還可以走路，到機場候機室就只能蹣跚而行，有時甚至得仰賴輪椅才能行動。那幾天健康急速惡化的速度，看得太太和他心驚膽跳。

抵達臺灣後，當天晚上他們住進臺北市敦化南路一家飯店，沈雅各的狀況變得更糟，左手左腳無力，穿脫衣服都難，更別說自己洗澡了。

隔天早上，他坐上輪椅被推進臺北醫學大學附設醫院第三醫療大樓，直接進入一位神經外科主治醫師的診間。這位醫師和沈雅各的太太是姻親，非常仔細地看了一遍，初步認定他左手左腳無力，但說話卻清清楚楚，應該不是中風，有可能是脊椎長了骨刺，隨即安排X光檢查。

X光檢查的影像資料半個小時後就傳回診間，果然在頸椎發現一個骨刺。醫師判斷，那個骨刺是導致左手無力的原因，卻和左腳不良於行無關，因為腳發麻無力通常和腰椎病變有關，但進一步的腰椎X光檢查卻未發現骨刺，這樣的結果出乎他的預料，也讓他覺得奇怪。

切片發現　腦部長出惡性瘤

接下來的頸部、胸部及腰部核磁共振掃描檢查（ＭＲＩ），都找不到致病原因。本來沈太太猜想，會不會病灶在腦部？但醫師剛開始認為不是，因為沈雅各的症狀不像是腦的問題，不過其他檢查都查不出所以然，那就做腦部ＭＲＩ檢查吧！果然在右腦找到一顆直徑約三公分的腫瘤，醫師隨即安排切片檢查。

二〇一五年八月十二日的腦部切片檢查，切下的樣本有太多血塊，難以判斷。眼看沈雅各的病情急轉直下，那位神經外科醫師決定直接動刀處理，八月十九日，便由他和另一名神經外科教授共同執行手術，切下腫瘤旁約〇・五公分的疑似不良細胞，進一步化驗。

八月二十七日，切片檢查結果出來，醫師以沉重語氣告知沈雅各和家屬，他罹患的是ＧＢＭ多形性膠質母細胞瘤，一種惡性極高、存活率很低的惡性腫瘤。雖是壞消息，但虔誠基督徒的沈雅各和家人仰望上帝，仍然平靜樂觀以對。

術後回到普通病房，沈雅各左手和左腳恢復得非常好，甚至還可以和女兒下棋。這看似美好的一切，卻在九月二十二日起接連三次癲癇發作後變調。三度住進北醫，檢查發現右腦那顆未完全切除的腫瘤持續變大，腦部組織也明顯腫脹，病情似乎沒有想像中的單純。

尤其，每次癲癇發作過後，他的手腳功能及視力都隨之退化，左側嘴角也不受控制地往下垂，老婆看得都心疼。到了十一月，沈太太形容那時候的先生狀況一天天惡化，坐也坐不直，東倒西歪的，每次吃飯都得用帶子把他綁在椅子上，才能勉強吃頓飯。但就算如此，他頂多也只能坐一小時，之後人就垮了。

眼看情況持續惡化，再下去恐將難以控制，二〇一六年一月底，那位神經外科醫師請北醫神經外科主任蔣永孝出來幫忙。

「他的醫療團隊和資源，都比我強太多了。」醫師很坦率地對沈雅各夫婦說，找蔣永孝幫忙是他能想到的最好選擇。

二度手術　切除六公分腫瘤

蔣永孝接手後，確認沈雅各右腦那顆腫瘤長在額葉靠近頂葉的部位，病情已相當不好，一定要盡快切除，因此排定過完農曆年的二月十三日開刀。過年前，他又安排一次腦部ＭＲＩ檢查，再次確定那顆腫瘤的大小和位置，同時也確認腫瘤形狀是否依舊完好如初。

蔣永孝解釋，一旦那顆腫瘤因持續長大而侵犯範圍太大，開刀就沒有意義。那次腦部ＭＲＩ檢查確認腫瘤雖未擴散出去，卻已長到直徑約六公分的龐然巨物，再不動刀切除，死路一條。

當時，沈雅各神智清楚，也可以說話，只是人有點遲鈍而已，一些探病的親屬就質疑，明明人還好好的，為什麼要開刀？

過完農曆年，蔣永孝再度見到沈雅各時嚇了一跳，怎麼才短短幾天時間，病情就變得如此嚴重，根本已是奄奄一息。再一次ＭＲＩ檢查發現，右大腦甚至已被腫瘤及水腫塞得滿滿的。

那檯刀從二月十三日中午開始，到了半夜十一點半，蔣永孝走出手術室，把沈太太叫到旁邊的會談室，托盤上放了一顆剛切下來的腫瘤，看得她差點昏倒。「好大一顆，就像個高爾夫球。」

半夜十一點半起，另一位神經外科醫師接手止血及縫合傷口，直到隔天凌晨三點半才完成手術。沈太太記得，她離開北醫回飯店休息時，已是天微微亮的早上五點多。

蔣永孝術前曾向家人說明，那檯手術風險極大，就算手術成功，沈雅各也可能併發癲癇及其他後遺症，情況不容樂觀。

感恩的是，原先擔心的事大部分都沒發生，而原本差點因腦壓過高而要先拿掉腦殼的預防性處置，也因沈雅各適時醒來而免了。唯一比較痛苦的是，由於拔管不順，只好放置氣切管，讓他吃了不少苦頭。所幸在加護病房觀察十天後，病情好轉，終於順利轉到普通病房繼續休養，並在三月底出院。

恢復良好 醫病相約吃牛排

要感恩的還不止於此。出院前，看著沈雅各身體逐漸好轉，沈太太和外傭拉著他的雙手，唱起「讚美主」、「哈利路亞」，一次又一次唱得很高興。

到了隔天，沈太太發現先生還插著氣切管的脖子上有些滲血，趕緊把值班的胸腔內科醫師找來處理。那位醫師見狀，要她先不要緊張，只要把那根管子再插回去就好。但不管再怎麼插，就是插不回去。

原來，沈雅各脖子上的氣切傷口已自然癒合，氣切管當然再也插不進去。

「這真是神蹟！」沈太太認為，若不是前一天她和外傭拉著先生的雙手高興地又跳又唱，那根氣切管就不會鬆開外移，傷口也就沒有自然癒合的機會。

「醫師不肯提前幫他拿掉氣切管，上帝就幫他拿掉了。」沈太太不禁高喊：「讚美主！」直說「這不是神蹟，什麼才是神蹟？」

少了氣切管的牽絆，沈太太和家人照顧起來就不再那麼辛苦，沈雅各的體力也在短短幾天內迅速恢復，感覺整個人又活過來了。

那一陣子，為了訓練嘴巴吸力，蔣永孝建議沈太太去買個奶嘴，讓沈雅各沒事就吸一吸。愛夫心切的她不僅立即去買了奶嘴，連奶瓶也一併買回來。看著先生認真練習的樣子非常可愛又好笑，但也讓她十分心疼。

在沈太太細心照護下，沈雅各復原狀況良好。有次回診時，還插著鼻胃管的他說想吃牛排，問蔣永孝是否有可能讓他實現這個夢想。「當然有！」蔣永孝馬上補了一句：「只是下次吃牛排時，一定記得要請我就是了。」

一個月後，鼻胃管順利拿掉，沈雅各終於可以再度和家人同桌吃飯，那種感覺很難以言語形容。那次醫病間的牛排之約，也在他病情逐漸好轉後兌現，而且不只一次，而是兩次，一次是在臺北東區的餐廳，一次是蔣永孝到美國加州聖地牙哥參加神經科學會議時，應邀到距離不遠的沈雅各家裡吃的。

腫瘤復發　研判生命剩半年

二〇一六年五月，沈雅各的兒子大學即將畢業。趁著在北醫回診的機會，他問蔣永孝可不可以回美國參加兒子的畢業典禮。「你為什麼不回去參加兒子的畢業典禮？」蔣永孝反問他，既然身體狀況許可，沒理由不去做自己想做的事。

他解釋，惡性膠質母細胞瘤就算手術切除，復發的機率還是很高。在可預期病情將會持續惡化的未來歲月裡，當然要多花點時間陪陪家人。

就這樣，沈太太當天就訂好機票，請一位男物理治療師同行，陪她先生回美國加州，高高興興參加兒子的畢業典禮。

完成心願後，六月沈雅各再度回臺灣，並回北醫再做一次MRI檢查，結果發現腫瘤細胞不僅從右腦擴散到左腦，且又新長了一顆腫瘤，病情明顯惡化。蔣永孝當下告訴沈雅各及太太，既然情況已如此不樂觀，在所剩無幾的日子裡，「你想做什麼，就去做吧。」

蔣永孝很直率地說，沈雅各可能很難熬過年底，且清醒的日子可能只剩兩個月左右，不要把寶貴時間浪費在尋求醫治，以及每天奔波住家和醫院的路上了，而應留給家人，好好思考要如何度過剩下的日子！

沈雅各也接受他的建議，心想如果所剩時間不多，他真想再回工廠看看大家，於是二〇一六年七月初和太太去了一趟越南。病發將近一年後，再次回到熟悉的傢俱工廠，員工們興高采烈地迎接久未見面的老闆，很多人又笑又掉眼淚，但沈雅各和太太選擇隱瞞，不讓員工知道他的身體狀況，只說仍然在休養復原中。

就在那時候，還是沒人知道老闆正在和他們訣別呢。

那年七月中旬，他們夫妻倆從越南回臺灣，開始認真思考最後一段時間到底要留在臺灣或是回美國，於是禱告尋求神的旨意，最後沈雅各決定安靜回美國，免得年邁雙親看到他那副病懨懨的模樣，傷心難過不捨。

主意既定，蔣永孝立即安排加州熟識的醫師接手照護。加州大學爾灣分校神經外科主任Frank P. Hsu是第一棒，不久後轉由神經內科醫師、羅馬尼亞籍的Daniela A. Bota接手，她是個非常熱心、也非常有名的醫師，看了沈雅各的狀況後，建議他接受臨床試驗治療。

返美靜養 拒絕治療度餘生

在那之前不久，蔣永孝曾花不少時間向沈雅各解釋，進展到第四期的惡性膠質母細胞瘤，就算透過手術將腫瘤組織全數切除，通常也只能延長幾個月到一年的生命，他在二〇一五年八月第一次手術，一般狀況下二〇一六年二月可能就回天堂了。既然上帝已給他第二次機會，就應好好思考未來的日子該如何過。

就在那時候，美國醫師又推薦一款還在臨床試驗階段的電療機，除了頭上要戴個接滿線路且重量不輕的頭盔外，身上還要背個長方形的機器盒子，每天連續戴上十八個小時，相當辛苦。

此外，他還必須理光頭，且每隔一天就要剃一次頭，以免毛髮及汗水影響到整個臨床試驗治療的成效。他光想到那一幕就頭皮發麻：「我不喜歡，不戴！」

他這次真的下定決心，說不戴，就不戴，就算女兒痛哭好言相勸，一樣沒改變心意，他只想要好好地休息，過剩下最後的日子，不再讓自己和家人那麼辛苦。「我的手腳都已那麼不方便了，再戴上那個既笨又重的機器，那日子還過得下去嗎？」見他如此堅持，沈太太和一對兒女改變心意，支持他們摯愛的先生、摯愛的爸爸。

那段時間裡，他和太太放下所有煩人瑣事，每天不是到海邊走走，就是和教會的兄弟姐妹聚在一起，甚至還在教會詩班獻詩。獻詩時，他一手無力，一手拄著拐杖，沒辦法翻樂譜，只好把樂譜全部背下來，雖然辛苦，卻很喜樂。

平靜過日子，是對生命透徹了解後的實踐。把生命交託給上帝，看淡生死，就無所畏懼，也不再強求，醫師後來又提出幾個臨床試驗方案，他們全都婉拒。

經好友介紹，他們有天去拜訪同樣住在加州的黃勝雄，他是相當知名的神經外科醫師，曾是美國已故總統雷根的醫療團隊成員，前些年才卸下花蓮門諾醫院院長一職，回美國定居。

黃勝雄說，每個人對生命的看法都不一樣，有人選擇好好地活幾個月，短也沒關係，只要日子過得好就行；有人則寧可辛苦臥床也要爭取多活幾年，就看你要怎麼樣的生活品質。

那席話再次撞擊沈雅各的內心，他也下定決心好好思考如何過日子，不再接受那些臨床試驗。

例行檢查　腫瘤竟莫名消失

說也奇怪，二〇一六年八月再回醫院接受例行性ＭＲＩ檢查時，赫然發現腦部的腫瘤變小了，看得醫師也驚奇不已，不禁問他「What have you done?」「I really don't know.」不僅他不明所以，他把檢查的結果告訴蔣永孝和其他醫師時，他們也都覺得不可思議。依過往的臨床經驗，進展到第四期的惡性膠質母細胞瘤，就算手術切除，也會再復發及繼續成長，「要那些腫瘤不再繼續變大，都很不可能了，何況縮小？」

讓人驚奇的事，還不止於此。那年十月及十二月的ＭＲＩ檢查，沈雅各的腦部竟已找不到任何腫瘤，判定為「No evidence of disease」，也就是「沒有腫瘤復發的跡象」，連美國醫師也直呼奇蹟。

蔣永孝表示，理論上來說，第四期惡性膠質母細胞瘤術後時間越久，復發機率越高，沈雅各卻反其道而行，真是不可思議。若真要勉強找原因，也許他當時動刀時，確實將腫瘤組織切得相當乾淨，之前所見復發病灶應該是放射治療後造成的反應。

看著這些發展，沈太太無疑是最高興的人，直說一輩子相知相惜的先生又活過來了。既然上帝又給一次機會，沈雅各感恩之餘，決定回歸正常生活，二〇一七年二月先回臺灣探望爸媽，再去中國大陸及越南參加傢俱工廠的尾牙活動，在亞洲停留六個禮拜後，才回美國。

二〇一七年七月，他們又回臺灣一趟，先是為高齡九十的父親祝壽，再到越南工廠待了一個禮拜，慶祝前個月單月傢俱出口創下歷史新高紀錄，快樂心情全寫在臉上。

懷著滿心感謝讚美神的心，沈雅各說，既然每多活一天，就多賺一天，「那就快快樂樂過日子囉。」

「喜樂的心，乃是良藥。」他引用聖經上的這句話自勉，希望能成為別人的祝福。從今而後，他只有喜樂，沒有其他。

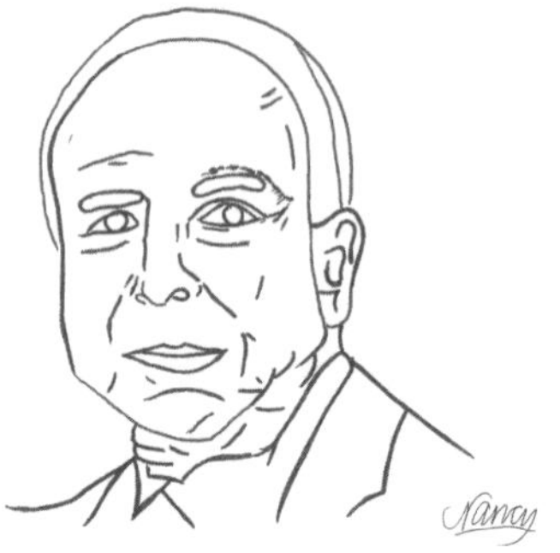

美國總統候選人約翰・馬侃治療後

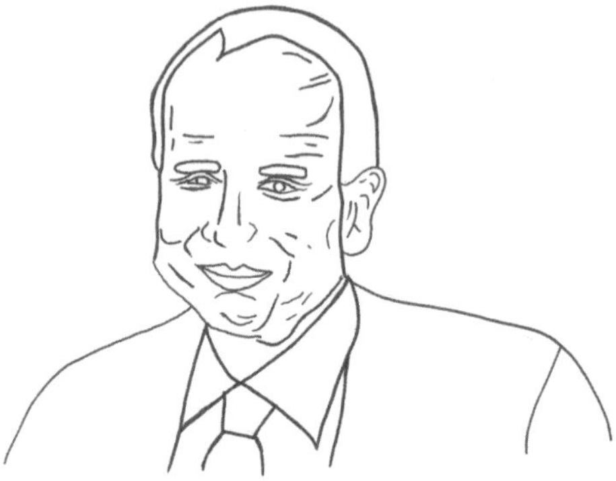

美國總統候選人約翰・馬侃治療前

Profile

惡性膠質細胞瘤｜Glioblastoma multiforme (GBM)

惡性膠質細胞瘤是常見的腦內細胞原發性腫瘤，來自膠質細胞而非神經細胞，好發於45至70歲成人。其生長速度快，侵入性也強，很快就散佈於周遭腦組織中，或擴散到對側大腦內，初期症狀除頭痛、神智不清外，還依生長部位有所不同，比如複視、嘔吐、食慾不佳、人格改變、說話困難、肢體無力、記憶力與認知能力變差、癲癇與神情呆滯等。診斷主要靠MRI檢查，治療以外科手術為主，腫瘤切除越乾淨，存活與預後越佳。近來，透過影像導航、術中監測與清醒開顱手術等應用，可提高腫瘤全切除機率，術後再輔以抗癌藥物來治療。

這些名人也罹患這種病

- 美國甘迺迪總統的胞弟泰德・甘迺迪（Ted Kennedy）
- 曾與歐巴馬角逐美國總統的約翰・馬侃（John McCain）
- 陽明醫學院首任院長韓偉教授

嘴抖眼斜一美人——半邊顏面神經痙攣

剛開始，右眼下方俗稱臥蠶的下眼瞼會偶爾抖動一下，大約一、兩週一次，若不特別留意，忍一下就過去了，其實也沒什麼。

只不過，這惱人的抖動越來越頻繁，就算她想視而不見、不去理會，也難以如願，後來甚至連右側嘴角也開始抽動，讓她驚覺不妙。

「阮某真美！」

二〇一七年夏至隔天的午后，萬里無雲，天氣熱得連柏油路都像在冒煙。

那天，連續趕了幾個行程的鄭勝夫和鄭李月英這對夫妻終於可以稍稍喘口氣，在捷運紅樹林站對面的住家大樓大廳喝杯咖啡，享受難得的悠閒時光。深情望著結縭近半世紀的牽手，鄭勝夫不禁脫口而出，連聲讚美。

難道，她以前就不漂亮嗎？

像個突然被抓包的小學生，已七十七歲高齡的鄭勝夫漲紅了臉，搖搖手急忙補上一句：「不是啦！她以前就很美很美，只不過現在更美。」

「連我爸也這麼說。」鄭李月英聽了樂不可支，話匣子也開了：「我爸五十多年前就說過，除了個子稍微嬌小一點外，他這個寶貝女兒還真是美呢。」

這些話是事實，鄭李月英大半輩子都是出了名的美人胚子，但自十年前開始深受半邊顏面痙攣所苦以來，不時在耳邊繚繞的讚美已漸行漸遠。對她來說，那幾年是一段充滿折磨而灰暗的過往，讓她不勝唏噓。

眼嘴抽動 按摩針灸都無效

剛開始，右眼下方俗稱臥蠶的下眼瞼會偶爾抖動一下，大約一、兩週一次，若不特別留意，忍一下就過去了，其實也沒什麼。只不過，這惱人的抖動越來越頻繁，就算她想視而不見、不去理會，也難以如願，後來甚至連右側嘴角也開始抽動，讓她驚覺不妙，開始尋求解決之道。

她曾去做臉部按摩，也看過中醫，都沒有多大效果。在朋友介紹下，她鼓起勇氣到某家醫學中心針灸，從臉部到頭頂，密密麻麻扎了很多針。躺在診療椅上休息時，針灸科主任剛好帶著一群學生經過，不禁驚呼出聲：「怎會這樣？」

原來，她躺著不動，右臉和頭頂的那些細針竟然無風自動，全都搖個不停。那位針灸科主任不禁搖搖頭，直說他行醫這麼多年來，從來沒碰過這種事。

看著這一幕，鄭李月英突然感到萬分沮喪：「我是不是沒有救了?!」

在那家醫學中心連續針灸了一個月，症狀沒有明顯改善，讓她深受打擊，心情盪到了谷底，對針灸也不再抱任何希望。那一陣子，只要有人介紹某個地方的按摩有效，她就去試試；有人誇說某種西藥、保健食品、甚至秘方可以改善症狀，不管多貴，她也是買來就吃，結果還是沒效。

當她萬念俱灰之際，一個罹患癌症的朋友告訴她，臺北社子島有個很厲害的人，一定能幫她遠離右側眼睛和嘴角不時抖動的困擾，她又心動了，當下跨橋而過，直奔社子島。

在那個有點像國術館的簡陋房舍裡，朋友口中如同能人異士般神奇的中年男子拿出電剪，二話不說就把她的頭髮剃掉一些，又是拔罐，又是針灸的，弄了好一陣子，最後再神秘兮兮地拿出一罐粉末狀的中藥，要價十幾萬元，要她回家照三餐服用，「保證藥到病除」。

這不就是密醫嗎？

鄭李月英哀怨地點點頭：「光是被騙，就不知道多少次了。」但在那些黯淡到透不出光的歲月裡，她就像是掉進水裡的旱鴨子，哪管是一根草，她都會緊抓著不放。

屢次受騙 偏方試遍皆枉然

天天吃那罐貴到不行的來路不明藥粉，她的身材也像吹氣球般，一天天漲大，常穿的歐洲名牌服飾，型號從三十八、四十、四十二，一路往上竄，整張臉也越來越圓。她常笑說，那一陣子就連喝水也胖。

如果發福變胖能換來半邊眼睛和嘴角不再抖動，這些犧牲也就算了，偏偏花了大把鈔票之後，反而抖得更厲害。有幾次白天太累了，晚上出門應酬時，右眼和右側嘴巴不僅更抖，還往一側歪斜，那張臉怎麼看都怪。

看在老伴鄭勝夫眼裡，滿是不捨，要她趕緊停藥，並陪她到美國散心，順便看看有沒有更好的治療方法。

「都已到了這個地步了，就死馬當活馬醫吧。」到了美國，鄭勝夫買了綠色粉末的健康食品，泡水給老婆喝。才喝下肚不到五分鐘，鄭李月英就狂跑廁所，連續拉了一個禮拜肚子，整個人瘦了一圈。

除了這種配合吃健康食品的「排毒療法」，她還認真做返老還童氣功，又聽友人建議吃阿斯匹靈。她總是安慰自己，反正都已經被騙了不曉得多少次，也不差這一次，那就試吧。

可以預見的是，花了那麼多錢，做了那麼多的各種嘗試，右半邊臉的抖動和抽動依舊無解。回臺灣後，她回到原來那家醫學中心，掛了內科醫師的門診，對方建議她不妨注射肉毒桿菌素來改善症狀。

「我又不愛漂亮。」鄭李月英不假思索地回絕：「我不要！」「謝啦！」說完，轉頭開門就走。

鄭勝夫解釋，肉毒桿菌素通常是用來撫平臉上的皺紋，雖可讓肌肉鬆弛，進而緩解眼睛和嘴角的不停抖動，但只能維持幾個月的效果，時間一過，惱人的抖動和抽動還是繼續存在。

神經麻痺 醫師建議動手術

內科走不通，就改走外科。鄭李月英隨即掛了那家醫學中心某位知名外科醫師的號，她記得是下午診二十幾號，還蠻前面的，她下午兩、三點就到診間等候，一直等、一直等，等得她都快抓狂了。

一直等到晚上八點才輪到她，沒想到才進診間坐下來，醫師就說她是顏面神經麻痺引起的症狀，要她盡快動手術。

這個診斷來得突然，鄭李月英根本沒有心理準備，本能地回絕。

「既然妳不手術，就不要來找我！」

那位醫師的口氣顯然不是很好，聽得她傷心極了，掉頭就走。「他傷了我的心。」「這根本是糟蹋人！」

那陣子她兒子剛好從美國回來，忙著安撫她，並要她敞開心胸，勇敢面對身體病痛的事實。鄰居也勸她別意氣用事，不妨到三軍總醫院找神經外科主任蔣永孝試試看。

在先生和兒子陪伴下，她改到三總就醫，蔣永孝的診斷結果也沒有兩樣，明白告訴她除了手術，別無他法。

見她面有難色，蔣永孝耐心解釋，她的毛病是第七對顏面神經和一條小腦動脈過於靠近才造成的。

他比喻說，第七對顏面神經和那條小腦動脈就像左右鄰居，原本就靠得很近，一旦有天靠得太近了，那條小腦動脈的血流脈動就會不斷地撞擊第七對顏面神經，致使神經外面髓鞘出現破損而不停地漏電，相對應的肌肉才會一直收縮。

剛開始，眼睛附近的肌肉會跳動，當第七對顏面神經的漏電越來越大，影響範圍也會跟著擴大，使嘴巴附近不自主抽動，接下來連脖子也遭到波及。這種神經病變只出現在臉的一側，因此才稱之為半邊顏面神經痙攣(Hemifacial spasm)。

蔣永孝提醒鄭李月英，若放著不去管它，越講話或越笑，肌肉就越抽動，最後肌肉甚至可能縮在那裡不動，導致嘴歪眼斜，那就不是一個醜字能形容了。

鄭李月英心想，既然都已被上一家醫學中心的醫師趕出來，加上蔣永孝又是熟識朋友極力推薦的，不妨試試看，但她還是客氣地表示要考慮個一、兩天再做決定。

親友苦勸 下決心手術治療

走出診間，先生和兒子已在車上等待多時。一上車，兒子就勸她別再想東想西，一定要盡快接受手術。

「媽媽，我和爸爸不會害妳的啦。」見她仍一臉猶豫，兒子進一步說蔣永孝人那麼客氣，又講得那麼有自信，讓他動刀準沒錯。

在回家的路上，她兒子依舊勸個不停，最後甚至說了重話：「這些年來，妳遭受那麼多的折磨，難道還要繼續過那種地獄般的生活嗎？」

那些話，一字一句撞擊著她，也讓她動了心。就在那幾天，她在一場宴會中碰到幾個老朋友，其中一個把她悄悄拉到一旁：「妳是個女人，眼睛一直眨、一直眨，會被誤認為是在放電，是在挑逗男人，這樣不太好啦！」

當下，鄭李月英震了一下，心想有道理。眼睛不自主地跳動，自己雖可視而不見，不把它當一回事，但看在別人眼裡，恐怕就沒那麼單純了。宴會結束，她在回家的路上就打電話給蔣永孝，請他安排開刀時間。

她同時也拜託蔣永孝，時間不要拖太久，越快開刀越好，免得夜長夢多。下定決心那一剎那，她有如釋重負的快感，回家後馬上收拾好行李，夫妻倆搭高鐵直接殺到高雄，找朋友大啖海鮮，享受南部熱情的陽光和美食。

玩得正盡興時，蔣永孝打來電話，要她趕快回臺北，因為手術就排在兩天後。

簡單手術 七年折磨終解脫

就蔣永孝的標準而言，那檯刀很簡單，從右側耳後開一個十元硬幣大小的傷口，透過顯微手術，把第七對顏面神經和旁邊那條小腦動脈分開，中間再置放鐵氟龍材質的墊片，不讓那條小腦動脈的血流脈動再次撞擊第七對顏面神經，就可明顯改善眼睛和嘴角不停抖動的困擾。

只不過，患部被包覆在小腦很深的位置，加上附近有很多蜘蛛網膜，蔣永孝還是花了點時間才開完那檯刀。

術後被推到加護病房觀察，麻藥消退後，鄭李月英第一個感覺是下眼瞼不再跳個不停，整個人無比舒服，人生頓時從黑白變彩色。隔天早上，她甚至可以下床活動筋骨。

就在那時候，她不禁罵自己笨，「白白遭受那麼多折磨，這七年來真是白活了。」

另一半鄭勝夫也說出放了很久的心裡話，幾年來老伴眼角越抖越厲害，他看得都不捨，還好這一切都過去了。

術後不久，兩人搭捷運出門，一上車就有個年輕人主動讓位給鄭勝夫，而不是讓給鄭李月英，這事讓她得意了好幾天：「沒辦法，我看起來就是比較美，比較年輕。」

又有一次，也是在捷運上，她理所當然地坐在博愛座，有個年輕人看了又看，最後忍不住問她：「妳曉得這是什麼座位嗎？」

「當然知道呀，這不就是博愛

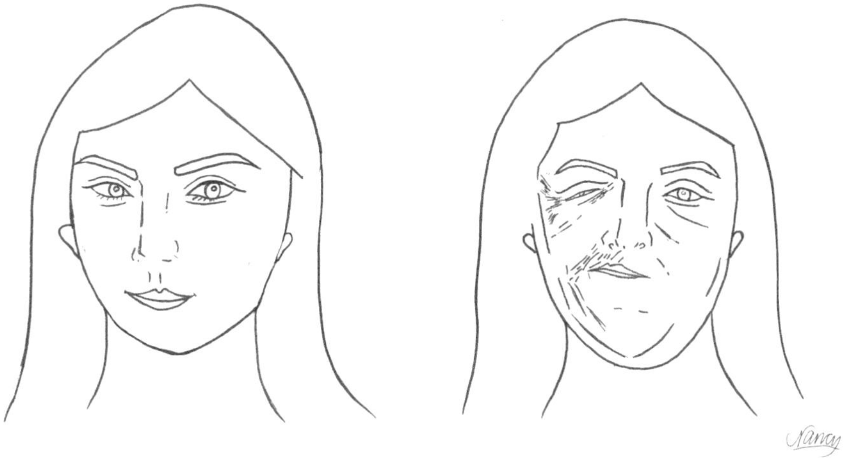

半邊顏面神經痙攣治療後　　半邊顏面神經痙攣治療前

座嗎？」

「既然知道，為什麼還坐？」

原來，那個年輕小伙子根本看不出她的年齡，還以為她佔用了博愛座。她強忍著竊笑，慢慢地從皮包掏出身分證，看得對方大驚失色，連聲對不起，摸摸鼻子趕緊閃人。

碰到這種事，鄭李月英一點也不生氣，還真想回一句：「謝謝啊！承蒙您看得起，把我少算了好幾歲。」

夏日午后，豪邁的陽光穿過大片落地窗，灑落一地。轉頭看著牽手走過半世紀的老婆，鄭勝夫看著看著，臉上泛起陣陣笑容，一再誇讚：「阮某真美，真的很美。」

Profile

半邊顏面神經痙攣｜Hemifacial spasm(HFS)

半邊顏面神經痙攣是第7對腦神經（顏面神經）在腦幹根部受到血管壓迫之後，發生不正常電波短路所致，一開始患側眼眶附近的眼皮跳動，接下來肌肉跳動會越來越明顯，形成眨眼動作，當肌肉跳動延伸到嘴角，半邊臉的痙攣就會越來越嚴重，導致臉部變形。有效治療是透過手術將血管和顏面神經分開，或者注射肉毒桿菌素來緩解，前者效果較長，後者只有短期療效。

這些名人也罹患這種病

● 美國演員克里斯・威廉斯（Chris Williams）

錯亂的日記本——蝶骨翼腦膜瘤

她原本的日記鉅細靡遺，一天可寫上千字，身體出狀況後，字數日減，有時候寫不到十個字，而且字不成字，根本看不出在寫什麼，「像是鬼畫符」。後來，她甚至斷了數十年來的習慣，一天過了，日記本上卻一個字也沒有。

「天堂，我看過天堂。也許真的就是他們說的天堂。」說這話時，吳家慧神情認真而專注，無視於旁人一臉無法置信的樣子。

說起天堂，就不得不提到她這五、六年來和病痛搏鬥的經歷。吳家慧從事美術設計，二〇一三年夏天，她覺得健康好像出了問題，剛開始是右腳變得軟弱無力，無法正常走路，就算往前跨出一小步都難，心裡雖急，卻不曉得出了什麼問題。

那一陣子，她只能請兒子、女兒或乾兒子幫忙，一人一邊攙扶著，才有辦法在家裡緩慢走動，但每次也只能走幾步而已。

緊接著，視力也變差，常看不太清楚。她認為可能是年紀大了，老花眼或視力的自然老化，配副眼鏡就可改善，但戴上老花眼鏡還是沒用，改去醫院眼科就診，點散瞳劑檢查視力，也檢查不出所以然來，視力依舊不好。

日子一天天過去，全身的症狀也一個個冒出來。視力變差後，手也開始不聽使喚，連寫字都有困難。

吳家慧從小就養成每天寫日記的習慣，那段日子雖還持續不輟，字卻變得潦草，歪七扭八的。到後來，她的手已不太聽使喚，就算勉強拿起筆，也完全寫不出字來。

那段過程，吳家慧其實是記不得的，直到手術後身體復原了，才慢慢從日記中逐一回顧，比對前後的日記內容，拼湊出發病的歷程。

她原本的日記鉅細靡遺，一天可寫上千字，身體出狀況後，字數日減，有時候寫不到十個字，而且字不成字，根本看不出在寫什麼，「像是鬼畫符」。後來，她甚至斷了數十年來的習慣，一天過了，日記本上卻一個字也沒有。

渾身不對勁　遍訪各科找病因

雖然大學念的是心理諮商，懂得風險評估，但那陣子她卻完全沒有風險概念，既不沮喪，也不覺得悲傷，只想著應該去看醫師。從此，她一科看過一科，經常出入各醫院的診間。

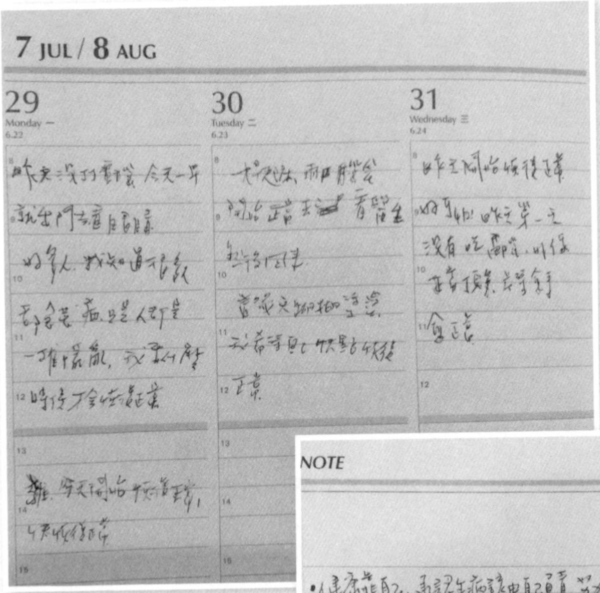

吳家慧發病後的日記手稿

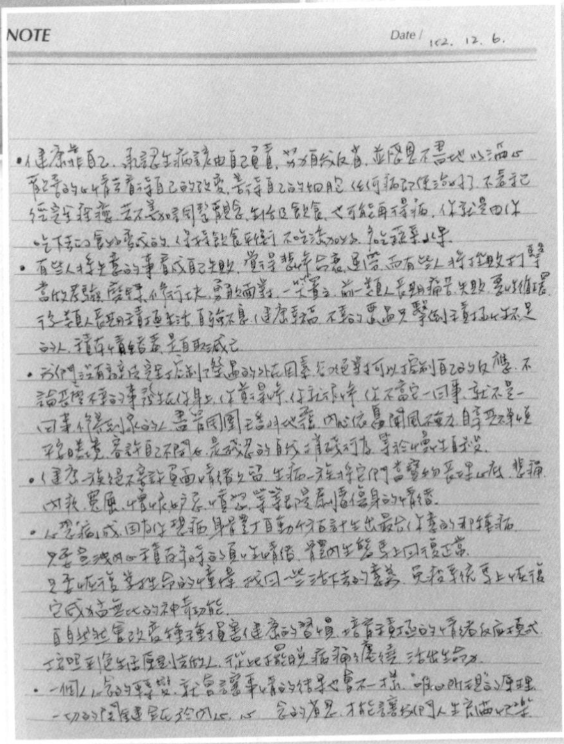

吳家慧發病前的日記手稿

她的就診次序，往往依身體發生狀況的先後而定。例如，她有二尖瓣脫垂的老毛病，常覺得沒力氣，因此先去看心臟內科，做了二十四小時運動心電圖檢查，也順便抽血檢查，一切都好，唯一的問題是血紅素較低，研判可能是貧血造成的。

接下來，她去復健科門診就醫，想找出右腳無力的原因；又到婦產科門診看病，因為晚上睡不好，人不舒服，她想確認是不是更年期到了，更年期症候群逐一浮現才引發種種不適。

如此積極就醫，成效卻相當有限，直到有天大伯來家裡做客，才有了轉機。吳家慧的大伯是中醫師，幫她把脈後，一臉嚴肅地說，右手、右腳逐漸不聽使喚，加上說話又不流利，可能是大腦出問題，建議弟弟帶著弟媳婦去做腦部檢查。

吳家慧一直不知道自己曾有過說話「不輪轉」的過往，直到術後才慢慢從孩子的描述中勾繪出當時的情形，對於當時常前言不對後語的語言表達能力，自己也嚇一大跳。

比如說，天氣熱了，女兒想買粉粿冰回家孝敬她，問她要不要加紅豆或煉乳，只聽她在電話那頭結結巴巴地回應：「我……麻……」，一整個雞同鴨講，牛頭不對馬嘴。改傳Line再問一次，也是回覆得七零八落，根本不清楚她想表達什麼。

家人全不識 就醫查出腦腫瘤

不久後，她甚至已認不清家裡誰是誰了，先生和孩子這才驚覺「代誌大條」。在大伯建議下，她被半哄半騙帶到北部某家醫學中心就診，但光是排腦部核磁共振掃描檢查（ＭＲＩ），最快也要兩個月，即便自費也得等上一個月。剛好她們認識該院一名副院長，在對方好意安排下，才在最短時間內排到檢查。

檢查一結束，一位外科醫師當場告訴她，除了腦水腫外，另有兩顆直徑分別為三公分及五公分的腫瘤，而且大腦中央線已被水腫擠壓而偏掉了，建議應盡快開刀，以免夜長夢多。

吳家慧依稀記得，當時她一直和那位外科醫師說話，對方卻不理她，只忙著和她先生討論病情及後續處理方式，讓她有種不受尊重的感覺，非常生氣。就算對方一直強調，他判斷那兩顆腫瘤高達九成是惡性，非得盡快動刀切除不可，她也毫不在意。

在那個氣頭下，她完全聽不進所有對話。當女兒輕聲問她，要不要接受腦部手術時，她大聲回說不要，把所有人都嚇一跳。

「我也不知道為何會如此回答。」吳家慧多年後笑著說，她真的不曉得，如果真要找個理由，或許是那個醫師長得不夠帥，沒有她的緣吧。

回家後，她女兒越想越擔心，馬上打電話給兩個法文班的同學，一男一女，那時都正在臺北醫學大學附設醫院當實習醫師。聽完她的敘述，兩人不約而同提出一個人選：蔣永孝。

那天是禮拜四，其中一位實習醫師要她女兒立即上網掛號，因為那天下午蔣永孝剛好有門診。

就這樣，吳家慧在先生、女兒及乾兒子陪同下，當天下午就來到北醫第三醫療大樓二樓的神經外科診間。蔣永孝看了她們帶來的ＭＲＩ影像學檢驗資料，做出同樣的診斷，同時也建議她盡快開刀治療，而她也一口答應了。

一樣的診斷，一樣的建議，為什麼上次拒絕，而這次又爽快答應？

「因為蔣主任長得帥呀！」說完，吳家慧都忍不住笑了。

她說，走進神經外科診間後，就一直和蔣永孝講話，而蔣永孝從頭到尾一直看著她，且很誠懇地回答她的所有問題，誠意十足。當下，她就下定決心：「就是他了。」

開刀治水腫　擔心恐有後遺症

那次，蔣永孝向陪吳家慧就診的女兒及乾兒子仔細說明相關病情，認定那顆長在腦部的腫瘤高達九成是良性，但因併發腦水腫，且把整個左腦都擠歪掉了，危險性高，建議立即開刀。

女兒問她：「這個醫師也說要開刀，妳要不要開？」吳家慧回頭看了蔣永孝一眼，堅定地回答：「好，我要開刀。」

出了診間，吳家慧鬆了口氣，突然感到無比輕鬆，馬上下樓辦理住院手續，隔天就住院了。

由於血紅素不夠，蔣永孝先讓吳家慧服用鐵劑，把血紅素拉上來，體質變好了，才為她動刀。那天是二〇一三年八月十五日，正值農曆七月。

「農曆七月開刀，不好吧！」一些朋友建議她先生，不妨把開刀日期延後，免得招惹一些有的沒的，徒增困擾，但吳家慧根本不信這一套，堅持照既定時程接受手術。

術前，蔣永孝把她的家人請來，告訴他們開刀切除腫瘤並將水腫全都清乾淨，都不是問題，他比較擔心的是，手術過程中，多少會傷到周邊神經組織，術後她的智力及語言能恢復到什麼程度，他沒有十足把握。

蔣永孝進一步解釋，吳家慧的腦水腫蠻嚴重的，腦部被水腫壓迫得很厲害，手術風險較高。

儘管前途未明，吳家慧還是不改其志，勇敢接受手術。八月十五日那天下午三點被推進開刀房，隔天凌晨一點半才出來，比原先預估的四到六小時還要久，主要是她的腦水腫相當嚴重，且那顆腫瘤不僅大，更沾黏得厲害，蔣永孝花了不少時間才清乾淨。

雖已過了好幾年，蔣永孝對那檯刀仍記得清清楚楚，因為他從來沒碰過腦部腫瘤長到那麼大才來開刀的病例，想忘也忘不了。

術後漸恢復　醫病相對會心笑

術後從加護病房轉到普通病房，住了兩個禮拜才出院，蔣永孝每天早晚都會到病房看看吳家慧。在那段恢復期間裡，雖然她說話的速度還是跟不上，至少已不再辭不達意。

出院前一天，蔣永孝問她有沒有出去走一走，「有啊！我常下床走動。」

「不是這種床邊的走動啦！我說的是下樓，到醫院外面走走。」

「走就走啊！」吳家慧才說完，就跟在蔣永孝的後面，亦步亦趨地走出病房，一起搭電梯下樓。

這些互動，連蔣永孝也覺莞爾，回過頭對著吳家慧的乾兒子說：「你有沒有拿開刀前的錄影給她看？」

「看什麼？」

「就是她以前阿達阿達的樣子呀！」

從兩人對話中，吳家慧才知道自己已逐漸恢復正常，不禁笑了出來。就在那一瞬間，走在前面的蔣永孝也剛好回頭，臉上滿是笑容。

「這就是蔣永孝，一個永遠視病如親的醫者。」吳家慧自認不是個聽話的病患，對醫師也不是很客氣，但自從碰到蔣永孝後，一切都改觀。

「不管當天開刀到多晚，人有多累；也不管當天有沒有問診，他早上及晚上一定會來巡房。」吳家慧又補了一句：「就算下刀已是半夜或凌晨，也一樣。」

在蔣永孝和醫護團隊細心照護下，吳家慧第五天就從加護病房轉到普通病房，迫不及待地要女兒和兒子拿出紙筆，當場寫下先前四天在加護病房的經驗。看著筆尖在白紙上留下的成串字句，她不禁潸然淚下，激動萬分。

「我又可以寫字，又可以天天寫日記了。」雖已過了好幾年，吳家慧永遠也忘不了那天的悸動。

連續十四天　夢中看見天堂

在加護病房以及住院的那十四天，她每天只睡一個小時，其他時間就眼睜睜地望著天花板，什麼事也做不了。在那短短一個小時的睡眠裡，她每天做同樣的夢。夢中，她看到一顆藍色的毛球，上面繫著一條線，當她抱著那顆毛球時，整個人就和毛球往上飛。

飛著飛著，終於飛到一個種滿藍色花草的地方，那是一個她從沒到過的地方，很漂亮，除了她，沒有其他人。

風很涼，雲很白，天氣相當舒服。她一直走、一直走，看到一片高高聳立的大理石柱，上面寫著「吳家慧」三個字。

「我的名字怎麼會在這裡？」當她百思不解之際，耳邊傳來男性的聲音。

「吳家慧？」

「我就是。」

「請告訴我，妳現在最想要的是什麼？金錢？權力？快樂還是其他？」她想也不想地回答：「就是快樂呀！」

對方又問：「妳覺得妳會活到幾歲？」

「現在的人，不是差不多七十幾歲嗎？」

對方沒做任何回應，只說：「我告訴妳，妳身體有個地方會重複開兩次刀。」話才說完，她就醒了。

出院回家那幾天，她體力還沒完全恢復，老公每天都幫她洗澡。邊洗她邊細數這一輩子進出醫院的經歷，二〇〇六年乳房曾動過刀，幾年後又因纖維囊腫開了一次刀，當下恍然大悟，夢境中那位男性所言非虛。

有天，一個很要好的朋友來找她，她又把連續十四天的夢境說了一遍。「小慧，妳知道那是哪裡嗎？」「我不知道，是哪裡？」「天堂呀！」

天堂？吳家慧笑得開心：「如果真是天堂，我真想再夢一次。」

結果夢到了嗎？「當然沒有！」

吳家慧解析，那次手術，她的腦神經可能被刺激而活化，甚至被重組了。那些夢境，可能就是潛意識吧。

Profile

蝶骨翼腦膜瘤｜Sphenoid wing meningioma

蝶骨翼腦膜瘤是腦膜瘤中相當常見的一種，顳葉主管語言與長期記憶，也是整體心智精神功能的次相關腦區。語言與長期記憶，會因腫瘤壓迫或腦水腫而受到相當大影響，患者的判斷與思考也會逐漸退化，一開始可能會被認為是精神出了狀況，但腦瘤才是真正原因。由於發病部位在眼窩後方，有時會出現眼球外凸或眼球運動受影響等症狀，也有可能併發癲癇或頭痛。

咳到沒有明天——奇阿裡畸型

康尼森只覺得自己的健康越來越差，常覺得累、沒有力氣，他也不知道為什麼。二〇一七年一月，當他第三次咳嗽咳到突然昏倒，再次醒來之後，他再也受不了那種感覺不到明天的日子，直接殺到某家大型醫院掛急診。

時序過了大暑的夏日午后，萬里無雲，走在臺南市南區彎曲的小巷弄裡，熾熱陽光就大剌剌地灑落全身，豆大的汗珠不斷從額頭、眉間沿著鼻樑往下滴落。掏出手帕才擦過一遍，汗珠又從毛細孔汩汩滲了出來。

轉進更裡面的一條巷道，來回走了好幾趟，就是找不到抄在筆記本上的地址，只好躲在一戶人家的屋簷下，撥了手機。

「Nathan，你家的鐵門到底是紅色還是白色？」

「你在哪裡？」

「就在你家的巷子口呀，但就是搞不清楚你家到底是哪間。」

話才說完，對面的紅色鐵門就開了，一名穿著橘黃色T恤、黑色短褲，還留著一臉落腮鬍的青壯年熱情地揮手，要我趕緊進屋去，別在外面曬太陽了。

快步走過鋪了水泥地的庭院，這才發現他竟然打赤腳。「你腳底難道不燙嗎？」

「還好啦！習慣就好。」

他說得一點也不假。走進屋內，只見一臺立扇嗡嗡嗡地轉個不停，吹出來的卻是又濕又悶的熱空氣。

「你家有裝冷氣嗎？」擦完汗後，小小聲地問了一句。

康尼森笑了笑，指著牆壁上的冷氣孔說，不久前他才從租了好幾年的大樓公寓搬來這裡，一位熱心的朋友說要來幫他裝冷氣，「但他現在太忙，等他忙完後，就有冷氣吹了。」

退伍闖天下　落腳在臺灣

康尼森(Nathan Kickham)是加拿大人，三十五歲，十年前來臺後，就深深愛上這個有「福爾摩沙」之稱的美麗島嶼。而這段美麗的邂逅，則來自一個偶然。

他是個軍人，八年服役期間，曾外派到中東的杜拜執行任務。退伍後，很想離開加拿大，到世界各地闖一闖，大學同學告訴他臺灣是個漂亮的地方，物價便宜，人民和善，且離亞洲各國都很近，跨國旅遊方便，要他不妨到臺灣看看。

有道是「心動，不如行動」。二〇〇七年五月，康尼森揹起簡單行李，就搭機來到人生地不熟的臺灣，一句中文也不會講，更別說臺語了。他事後回想起來，也很佩服自己：「那真的要很大、很大的勇氣呢！」

出了桃園國際機場，他搭車往南走，選擇在臺南落腳。問起原因，他笑得可燦爛了。

他的家鄉在愛德華王子島(Prince Edward Island)，那是位於加拿大東北角的一個小島，人口才兩千，生活步調非常緩慢。也因此，他捨棄臺北、高雄等大都會，挑上曾被文學家葉石濤讚嘆為適合人們做夢、幹活、戀愛、結婚、悠然過日子的臺南，這座城市散發出不疾不徐的悠然自得，讓他有種說不出的從容與自在。

如果要再補一個理由，那就是臺南靠海，和他的家鄉很像，開車十幾二十分鐘就可到達安平及四草等海濱，讓自己和兩條心愛的狗在沙灘上盡情奔跑，親近大自然。

剛到臺南，迎接他的是突如其來的傾盆大雨。那時，他正走在街上，被淋了一身濕，只好狼狽逃進一家超商，買件透明的雨衣套上，半跑半走地趕回租屋處。

他的家鄉愛德華王子島不曾下過如此大的雨，位於中東沙漠地帶的杜拜，更是一年難得下幾次雨，當然也沒有類似經驗。看著雨水像浴室蓮蓬頭狂洩而下的水柱，他嘴巴張得大大的，不禁驚呼：「哇！天哪！」

還好，住久了，他已習慣說來就來的午後雷陣雨，也開始請家教學中文，逐漸融入在地生活。他的中文是從注音符號ㄅㄆㄇㄈ開始學起，相當道地，該有的捲舌音都不馬虎，簡單溝通沒問題。相較下，他的臺語就差多了，除了「聽嘸」及少數幾句罵人的話之外，他都是像鴨子聽雷一樣，有聽沒有懂。

邊學中文，康尼森邊在臺南一家補習班教英文，早上的學生是幼稚園大班的小毛頭，晚上則是國小及國中學生。幾年後，他應聘到博愛國小當全職的英文老師，後來卻因身體出狀況、長期請假而不得不黯然離職。

莫名咳不停　求醫找原因

這事大約要從二〇一四年說起，他每天總覺得脖子很痠，痠到每個禮拜都要到醫院接受按摩治療；此外，他常莫名其妙地咳個不停，有時候一咳起來就頭痛，甚至咳到突然昏倒，而且還常伴隨呼吸困難等症狀。

康尼森心裡清楚，他的健康一定出了大問題。首先，他懷疑不停咳嗽可能和氣喘有關，於是到醫院掛門診，胸腔科醫師幫他安排做胸部X光檢查，肺部看起來很健康，應該不是氣喘，但仍好意開了氣管擴張劑給他，他使用了一陣子，咳嗽依舊，症狀未見改善。

不是氣喘，那該不會是空氣品質不好，引起咳嗽和呼吸困難吧？他轉而懷疑起南部的空氣品質來，上網買了很貴的口罩，每天戴著出門，心想這下子就算再髒的空氣，也進不了肺部。沒想到戴了一段時間，還是沒有用，氣得他把那個口罩當垃圾丟掉。

日子一天過一天，康尼森只覺得自己的健康越來越差，常覺得累、沒有力氣，他也不知道為什麼。二〇一七年一月，當他第三次咳嗽咳到突然昏倒，再次醒來之後，他再也受不了那種感覺不到明天的日子，直接殺到某家大型醫院掛急診，要醫師為他做腦部核磁共振掃描檢查（ＭＲＩ）。

那次，他在醫院待了兩天。第一天，醫師說他的毛病可能和兩個原因有關，要再抽脊髓液做進一步檢查才知道。第二天，五個醫師浩浩蕩蕩走進病房，其中一個開口就說他的腦子有問題，下個禮拜就要開刀。

「開刀？有沒有搞錯！」醫師話才說完，他用不是很流利的中文驚呼出來。

腦部出問題　立刻要開刀

「我覺得很害怕，也很恐怖。」康尼森只知道要開腦，卻不知道自己到底出了什麼問題，直覺得恐怖，立即打電話回加拿大給爸爸媽媽，但他們不在家，只好又打給阿姨，要她把狀況轉達給爸媽。

掛了電話後，他問那位醫師，為什麼非得趕在下個禮拜開刀不可，得到的答案是那位醫師要出國，只有下個禮拜有空。

「我不喜歡。」康尼森不諱言，他不想接受這種急就章的處理方式，他爸爸媽媽稍後回電也覺得不妥，於是辦理出院手續後，轉到另一家大型醫院就診。

這家醫院的外科醫師看了他帶去的腦部核磁共振掃描檢查影像，建議不用開刀。「我爸爸媽媽聽了好高興，但我不高興！」

康尼森清楚知道，他的身體很奇怪，「一定有問題！也一定要開刀。」否則會越來越糟糕。

他的表姐是心理醫師，有個同學是很有名的神經外科醫師，他就把腦部ＭＲＩ的影像檢查資料寄回加拿大，請她轉給那位神經外科醫師參考。沒多久，表姐就傳回了消息：「大概要開刀，但還需要更多檢查。」

康尼森一位本地朋友的小姨子是護士，一直跟在臺北醫學大學神經外科教授黃棣棟身邊做事，直說黃教授是非常好的醫師，建議康尼森不妨去找他看看。於是康尼森和爸媽一起北上，黃棣棟仔細看了他的腦部ＭＲＩ影像檢查資料，又問了一些問題，不太確定他的問題，建議他去找神經外科主任蔣永孝，也許會有更明確的診斷。

既然都已跑一趟臺北了，也不差多掛一次號。蔣永孝看了他的腦部MRI影像檢查資料，也問了他最近所碰到的一些問題，就說初步判斷並不需要開刀，但為了保險起見，最好再做頸椎以下的MRI檢查，結果發現從第七頸椎到第四胸椎出現空洞化，確診為頸胸椎脊髓空洞症。

先天有異常　脊髓空洞化

「這是一種先天性疾病。」蔣永孝解釋，我們的後顱窩裡面有小腦及腦幹，位置適中，小腦及腦幹周邊有滿滿的脊髓液，會從下方的枕骨大孔往下流到脊髓腔，形成一個循環。

康尼森的後顱窩比正常人小很多，小腦被迫往前方的腦幹及下方的脊椎等方向擠

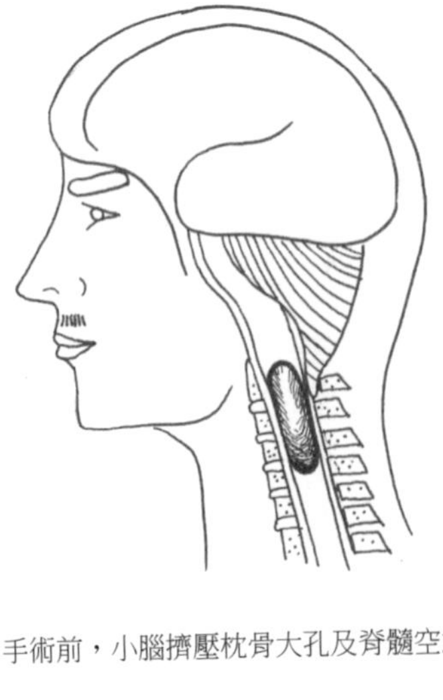

手術前，小腦擠壓枕骨大孔及脊髓空洞

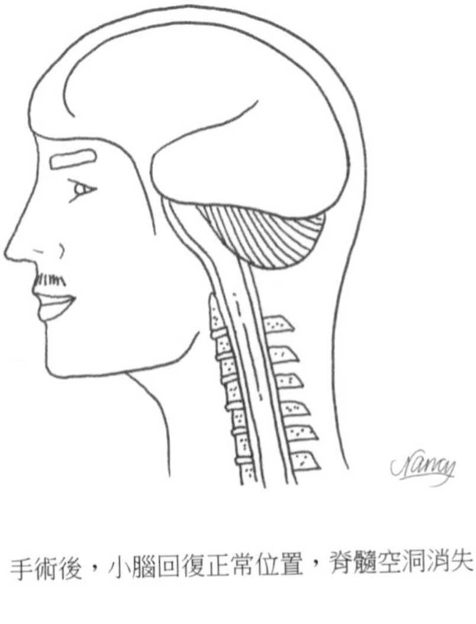

手術後，小腦回復正常位置，脊髓空洞消失

壓，進而把枕骨大孔給塞住了，脊髓液無法往下流，只好從脊髓神經的潛在開口處經中央管道往下流，越積越多，就導致從頸椎到胸椎的幾節脊髓神經空洞化。

一旦神經空洞化，就會出現頭暈、頭痛、耳鳴以及有如蟲咬的麻痛感等症狀，嚴重者會不良於行。由於症狀不典型，有些患者四處就醫仍找不出毛病，甚至會被懷疑是精神疾病，往往就醫經驗都不是很好。

蔣永孝說，後顱窩小，推擠小腦至枕骨大孔下方，導致頸胸椎脊髓空洞症，這是發育異常的先天性疾病，不會遺傳，通常到了二、三十歲才發病。隨著空洞的範圍越來越大，被破壞的神經系統越來越多，症狀才一一浮現。雖然不會致命，但大多數患者都無法忍受一個個冒出來的不適症狀，通常會選擇手術治療。

手術其實並不複雜，只要拆掉一部分枕骨，再補上一塊三角形的腦膜，把後顱窩的空間加大，小腦就會回到正常的位置，不再堵住枕骨大洞，脊髓液可順利往下流到脊髓腔，重新形成一個循環，症狀就會消失。

開刀立解決 術後一身輕

蔣永孝以「一身輕」形容術後那種輕快的感覺，患者只需每年回診追蹤即可，頸胸椎脊髓空洞症可說是預後相當好的神經病變之一。

確定開刀時，康尼森打電話給剛回加拿大不久的爸爸媽媽，爸爸忙著工作，無法離開，媽媽就和阿姨一起來臺灣。為了避開即將來襲的暴風雪，她們還提前一個禮拜動身。

那次手術前後大約六小時，但扣掉術前的準備時間，真正動刀的時間大概只有三小時，對蔣永孝來說，算是小手術。

儘管如此，麻醉藥效消退後，康尼森還是痛得哇哇叫。要不是蔣永孝逼著他一定要下床走動，他還真想一直待在病床上呢。

「I feel happy！」二〇一七年二月開刀以來，康尼森感到無比快樂，沒有咳嗽，沒有呼吸困難，沒有脖子痠痛，也不會動不動就覺得累，快樂得像隻小鳥。但畢竟動過刀，他不再碰足球、曲棍球這類激烈的運動，改換成健走、游泳及騎自行車等簡單溫和的運動，免得舊疾復發，那就糟了。

現在的他，已轉到臺南市西門國小工作，和另一名本地老師合教自然課，一個中文，一個英文，搭配得相當愉快。

定居臺南邁入第十個年頭，康尼森愛死了這個文化古城，下班後常和朋友聊天打屁、吃飯、看電影。到了假日，他就開車載愛犬Tigger和Maggie到海邊玩水，Tigger是臺灣土狗，Maggie則是帶有蘇格蘭血統的名種狗，都是他在臺灣的家人。

Profile

奇阿裡畸型｜Chiari malformation

奇阿裡畸型是顱骨後顱窩結構發育異常、空間太小，一部分小腦組織滑進脊椎管腔內，腦脊髓液在此的循環空間受到擠壓，導致腦脊髓液通過脊髓神經內而到達頸脊椎以下部位，在神經內形成空腔。當空腔越來越大，病人的臨床症狀也會越來越多，身體某些感知會有遲鈍現象，其中又以疼痛和溫度的感受較差。由於這是種長時間的慢性發展，臨床症狀並不明顯，通常無助於診斷，MRI檢查是主要的診斷方式，有症狀的病人才需接受手術治療。

發麻的右手中指——室管膜瘤

她每天洗完澡後，習慣用棉花棒把耳朵裡的水吸乾。有天，不管棉花棒左掏、右掏，右耳就是感受不到棉花棒在裡面轉動的感覺，她才驚覺「代誌大條了」。接下來，洗頭時不管她如何用力抓，頭皮就是感覺不到手指抓過的那種舒暢感，彷彿頭皮並沒有連在頭殼似的，完全被拋棄了。

伸出右手，再緩緩伸出中指來。江曉蕙的故事，就從這隻中指開始。

二〇一三年二、三月間，她發覺右手中指的指尖麻麻的，雖還不至於影響日常生活及工作，但心裡總覺得怪，不是很舒服。

那節不到兩公分的指尖，平時還好，但只要一碰到水，比如洗碗或洗澡，就開始發麻，且越來越頻繁而明顯。過不久，從頸部到後肩也陸續出現疼痛感，她驚覺不對勁，立即上網掛號，到臺北地區某家大型醫院的骨科就診。

走進診間，她簡單說明症狀，並詢問那些麻痛是否和體內長了腫瘤有關。負責看診的骨科主任研判和腫瘤無關，因為相關的腫瘤大都出現在五、六十歲以上的中高年族群，她還那麼年輕，那些症狀不太像是腫瘤造成的。

這位骨科主任認為，江曉蕙可能是長期姿勢不對，才造成頸肩部疼痛，建議她晚上睡覺時試著不要墊枕頭，再觀察是否有改善。

江曉蕙乖乖聽從醫囑，試了一段時間，症狀還是未見緩解。兩、三個月後，轉到另一家知名診所的復健科就診，做了頸部X光檢查，沒發現問題，醫師也沒有更好的方法，只能建議她去做復健治療。

「有去做復健治療嗎？」

「沒有。」江曉蕙解釋，並非她不去做復健，而是右手中指的麻已蔓延出去，連右手食指及無名指的指尖也開始麻了起來，讓她既緊張又害怕。

手麻蔓延　胸到頭沒感覺

一、兩個月後，情況變得更糟。從前胸一路往上到頭頂，竟沒有多少感覺，而且僅限於右側，至於左半側則依然正常。

她形容，那種感覺就像是拔牙時上了麻藥，就算用手去摸、去抓臉頰，臉頰也沒有任何感覺。

她每天洗完澡後，習慣用棉花棒把耳朵裡的水吸乾。有天，不管棉花棒左掏、右掏，右耳就是感受不到棉花棒在裡面轉動的感覺，她才驚覺「代誌大條了」。

接下來，洗頭時不管她如何用力抓，頭皮就是感覺不到手指抓過的那種舒暢感，彷彿頭皮並沒有連在頭殼似的，完全被拋棄了。

江曉蕙心想，骨科和復健科都看過了，麻痛感不僅沒有緩解的趨勢，甚至還越來越嚴重，她當下上網爬文，很多人都提到類似問題應找神經內科或神經外科醫師就診才對，其中不少人都推薦了蔣永孝。

二話不說，她立即上網掛了蔣永孝的門診。掛完號後，她和同事提起此事，而那位同事的伯父就在臺北醫學大學任教，對蔣永孝讚譽有加，讓她放心不少。

「我對她印象深刻！」就診那天，江曉蕙走進診間一坐下來，就把右手三根指尖會麻、頸肩痛以及右胸到右側頭頂沒有感覺等症狀一一詳述，蔣永孝當下便推斷，她的頸部可能有問題，隨即安排X光檢查。

半個小時後再度回到診間，蔣永孝指著電腦螢幕上的影像資料說，X光檢查呈現的頸部影像很正常，看起來沒什麼問題，於是再安排她接受神經傳導檢查，並交代她一週後回診看報告。

一週後，她依約回診，神經傳導檢查顯示頸部的確有問題，立即安排幾天後回院做核磁共振檢查（MRI）。

大事不妙　頸椎裡長腫瘤

隔一週再次回診，掛的是夜診五十幾號，她心想晚上九點多才看得到，因而要家人那時候再來陪她。那晚九點多，江曉蕙來到候診室時，才看到二十幾號，就聽到跟診護理師開門出來大喊她的名字，當下心頭為之一震，心想大事不妙。

隨著護理師走進診間，蔣永孝開口問她：「江小姐，妳不會覺得不舒服嗎？」

「還好耶！」她笑著回答，除了手麻、頸肩痛以及右胸到右側頭頂沒有感覺外，並沒有特別不舒服的

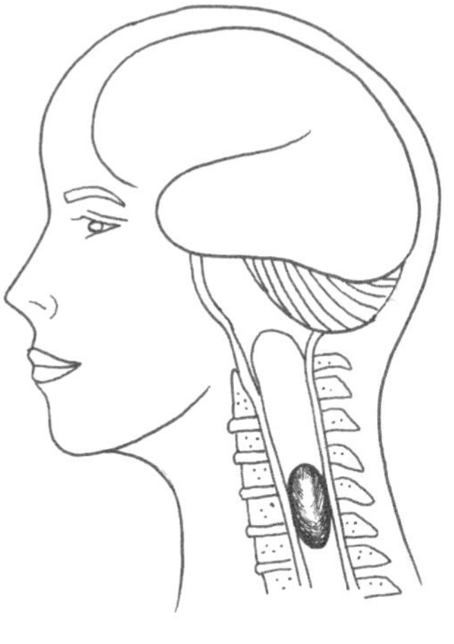

頸椎脊髓內室管膜瘤手術前

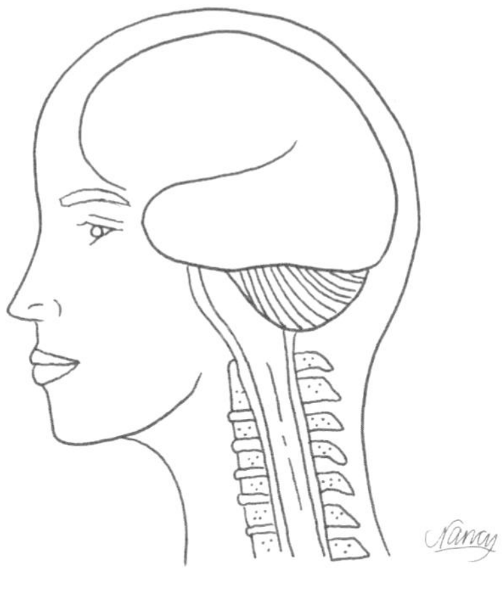

頸椎脊髓內室管膜瘤手術後

地方。

「妳的頸椎裡長了一顆腫瘤。」

蔣永孝才說完，江曉蕙頓時腦袋一片空白。「天哪！家人都沒陪在身邊，就聽到這個不好的消息，這……這到底是怎麼回事？」

深吸一口氣，她告訴自己千萬別慌，也別哭，隨即問蔣永孝那顆腫瘤惡性的機率有多高。

蔣永孝表示，一般說來，長在那個位置的脊椎內腫瘤以良性居多，建議應盡快開刀切除。

「手術結果，會是怎樣？」她反問一句。

蔣永孝大致分析一下，這類手術通常會成功，但萬一失敗的話，身體可能就此癱掉。

一聽完，江曉蕙腦中立即浮現多年前「月亮歌手」李珮菁術後全身癱瘓的畫面，心裡毛毛的。「那如果不手術的話，又會怎樣？」

「那就會慢慢癱掉。」

「天哪！不開刀會慢慢癱掉，開刀又有癱瘓的風險。」江曉蕙不禁悲從中來，一時不知如何是好。

蔣永孝見狀，也不勉強她立即做決定，要她回去和家人商量後再說。

「那就開吧！」當下收拾好情緒，也不知哪來的勇氣，她很淡定地告訴蔣永孝自己的決定。

事後回想起那天在診間的一切，江曉蕙認為，她做了這輩子最重大、也最正確的決定。因為，之前很多人都向她推薦蔣永孝，她既無退路，就只能完完全全信任他。

蔣永孝立即排刀，拿出隨身攜帶的小筆記本：「這幾個時間，妳挑一個。」

那時剛好是中秋節前幾天，加上蔣永孝又即將出國開會，最後選擇等他回國後動刀。

手術複雜 家人全被嚇到

一般手術是前一天住院，隔天動刀。江曉蕙則是提前五天住院，先做一些例行檢查，術前兩、三天再注射一種特別的藥物，感覺有點複雜。

手術選在中秋節的隔天進行，她被排在第一檯刀，心情相當緊張。那天一大早七點多，江曉蕙就被推進手術房，她特地問醫師這算不算是一檯大刀？只見蔣永孝笑了一下：「這是檯很精緻的刀啦！」

這算是回答嗎？江曉蕙認為是，蔣永孝不僅回答了，而且回答得很有技巧。

回答完，他又補上一句叮嚀：「妳手術後，要練習走路喔。」江曉蕙當時天真地想，走路不是人人都會？為什麼還要練習走路？完全沒放在心上。

那檯刀從清晨七點多開到晚上八點多，足足開了十三個小時，當然是檯大刀。當她再度醒來時，已在加護病房，只見圍在病床邊的家人哭成一團，很是傷心。

江媽媽始終不明白，怎麼一個人好好地被推進手術房，出來卻變了個樣？當時就讀小學四年級的女兒看到媽媽全身插滿了管的模樣，更是嚇壞了，哭得像淚人兒。

模模糊糊之際，江曉蕙不曉得自己身在何處，也不曉得是不是在做夢。所幸病情逐漸好轉，在加護病房觀察三天後，終於轉到普通病房繼續療養。有天蔣永孝一大早來巡房，告知手術成功的好消息，並要她不妨試著開始下床走路。

蔣永孝解釋，切除脊椎內的腫瘤後，病患通常會像不倒翁一樣，走起路來輕飄飄的，但江曉蕙還沒下床，根本無法想像那種感覺。

等她真的下床了，才終於體會蔣永孝口中那種走路輕飄飄的感覺：「就像踩在雲朵上面，沒有腳踏實地的紮實感。」

就算如此，為了後半輩子的日子著想，她還是忍著手術傷口疼痛，勉強下床，扶著助行器，在病房外的走道慢慢走了一圈。

棘手腫瘤　長在神經裡面

蔣永孝表示，江曉蕙罹患的是頸脊椎脊髓神經內腫瘤，一般的腫瘤都長在神經外面，而她的腫瘤卻長在神經裡面，是神經腫瘤中最難以處理的一種。

脊椎神經就像條細細長長的豆腐，要把長在裡面的腫瘤完全切除、而又不傷及四周的神經組織，不難想像其困難度，難怪神經外科醫師都視頸脊椎脊髓神經內腫瘤切除手術為一大挑戰。

蔣永孝說，脊椎神經就像一條長長的牛蒡，是個實心的組織，長在裡面的腫瘤會在上下兩側撐出一個空間，形成空洞症。這個脊椎內的空洞會往上及往下延伸，往上會直達腦幹，往下則可能到達胸椎，進而破壞裡面的神經。

只不過，整個發病過程是緩慢進行的，不太容易察覺出來，有時候只是下半身對冷熱及疼痛的感覺變得遲緩，或是走路的力量不足，腳踩在地上感覺不太真確，走起路來輕飄飄的。

頸脊椎脊髓神經內腫瘤切除手術是相當精細的醫療行為，通常必須在顯微鏡下進行，手術刀及鑷子等手術器械的尖端都非常細，直徑大約一毫米左右，大小和鋼珠筆的筆尖差不多。

為江曉蕙進行如此精細的手術時，蔣永孝從她的後背頸椎處下刀，鋸開頸椎，先打開最外層的脊膜，接著打開第二層的蛛網膜，再沿著正中線打開神經，顯露出包覆在裡面的腫瘤組織，最後小心翼翼地把神經和腫瘤剝離，將腫瘤切除取出。

蔣永孝說，這種手術非常精細，不容稍有閃失，否則受術患者可能從此癱瘓，再也站不起來。選擇沿著正中線打開神經，主要是每個人在發育時脊椎神經的正中間有條縫，沿著正中線下刀，可將對神經的傷害降到最低。

手腳發麻　後遺症難避免

不過，脊椎神經正中線旁邊有後柱神經傳導路徑，再怎麼精細的顯微手術，還是難免會傷到這個部位，留下程度不一的後遺症。

後柱神經傳導路徑職司全身的本體感覺，比如知道手、腳等肢體的相關位置，清楚知道身體在哪裡，察覺腳踩的地面平不平及軟硬程度，而這也是江曉蕙術後初期走路有如漫步在雲端、感覺不確實的主要原因。

手術至今已快四年，她的雙手還是會麻，從臀部到兩側腳底也常有麻麻的感覺，她因此不再穿拖鞋，免得感覺變差，連拖鞋掉了都渾然不知，那就糗大了。

儘管如此，江曉蕙已非常知足而感恩，畢竟發現得早，她才逃過癱瘓、甚至死亡的悲慘命運，迎向依舊精彩的人生。

或許是經歷過如此重大的疾病，重獲健康的她變得更開朗，凡事不再想東想西，做就對了。那次手術以來，她已參加過三、四次路跑，這是之前不曾想過的瘋狂事。「反正都生過這麼大的病了，沒什麼好擔心的，很多事就去嘗試一下囉！」

江曉蕙說，對絕大多數人來說，走路或跑步是再普通、再簡單不過的事，對她卻是個大問題，每跨出一步，腳就像綁了沙包似的，十分沉重，沒多久就覺得累，因此，每次報名參加全長九公里的路跑活動時，她都是跑前半段，接著再走完全程。她笑說反正重要的是參加，不在過程及結果。

就因腳力受限，術後第一次出國前，她特地去徵詢蔣永孝的意見。「妳當然可以出國啊！」他又補上一句：「我有些病人從很遠的地方來，手術後都可以回國，妳都已經痊癒了，為什麼不能出國？」

她想想確實如此，「人生苦短，就是要開心一點。」

Profile

室管膜瘤｜Intramedullary ependymoma

脊髓神經內最常見的腫瘤是室管膜瘤，好發於35至40歲成人，成長很慢，不易出現症狀，當腫瘤大到壓迫神經並出現症狀時，患者才會就醫並被診斷出來，而脊椎內的脊髓也可能引發病變，導致手腳癱瘓及劇烈神經痛。診斷以MRI檢查為主，手術大都可將腫瘤全數切除，術後恢復情形通常依據術前症狀而定，術前症狀越多，功能恢復越不容易。

太極高手走不穩——額葉部位腦膜瘤

那顆腦瘤比雞蛋還大，少說也在腦袋裡長了十幾年，早已壓迫到周邊的神經。回想起來，二〇一六年春天，走進辦公室時毫無預警地差點跌倒，以及事後的跛行，應該就是那顆腫瘤所致。

生病，對簡喬治來說，一直是很遙遠、很遙遠的事，直到有天他走進辦公室時差點跌倒，才對生病這事有了全新的體認。

跌倒是挺常見的事，很多人都曾碰過，沒什麼大不了，但簡喬治練了三十年太極拳，下盤很穩，平衡感絕佳，跌倒對他絕對是大事。也因那次經驗，他才驚覺健康可能出問題，就此展開一段驚奇就醫之旅。

事情發生在二〇一六年的四、五月間，有天他到屏東拜訪客戶，中午應酬喝了些酒，下午搭高鐵回臺北，他記得那天非常熱，一走進高鐵左營站就趕緊買瓶水猛灌，補充流失的水分，哪管那瓶水竟要價七十幾塊錢，貴到不行。

回到臺北的辦公室，才走出電梯，整個人突然往前傾，差點跌倒，把他嚇出一身冷汗來。驚魂甫定之餘，他赫然發覺兩條腿不太聽使喚，走路一拐一拐的，但他並不以為意，認為可能是當天南下出差中暑了，休息一下就沒事。

他深信，太極拳是運動，是生活態度，也是養生之道。只要沒下雨，也沒開會，簡喬治每天中午都會走路到附近的二二八紀念公園練拳，活動一下筋骨。

那幾天，看他走起路來怪怪的，且越走越沉、越走越慢，同事們紛紛上前關切：「你怎麼了？」「沒事、沒事，可能只是中暑而已。」

嗜睡沒力氣 生活作息改

雖然嘴巴硬，簡喬治卻開始覺得不對勁，原本服藥控制良好的血壓，那陣子收縮壓常飆到兩百毫米汞柱以上，高出一百三十毫米汞柱的標準值一大截。

此外，他的體力也明顯下降，常動沒幾下就沒力氣，而且還併發嗜睡現象，晚上一到八、九點就倒頭大睡，連太太也覺得奇怪。

「我是習武之人，身強體健，體力沒問題。」他也百思不解，多年來養成晚上十至十一點就寢的規律習慣，怎麼突然間變調了？

到了中秋節前後，每天上班都很忙，他回家就像洩了氣的皮球，倒頭就睡。

「你是怎麼了？」

「我嘸代誌啦！」每次老婆關心時，他就沒好氣地回了一句。

就因為累，他整天懶得動，有時還請上午半天假，就是不想出門上班。除了累和煩，他的脾氣也變得暴躁，常對同事大小聲，把辦公室的氣氛搞得很緊張。

他的這些改變，連乖巧的二女兒也看不下去，直覺有問題。直接上網幫他預約臺北醫學大學附設醫院的門診，且一次掛了骨科、心臟內科兩個醫師的夜診。

對於寶貝女兒的一番孝心，他似乎不太領情。「我太忙了，沒空就診啦！」簡喬治說，週一到週五他要上班，週六、週日則要上課，忙都忙死了，哪有時間去醫院。

不過，在老婆大人堅持下，他還是乖乖聽話。在前往北醫就診前，他先到一家醫學中心檢查走路一跛一跛的毛病。

才推門走進診間，那位頗有名氣的骨科醫師開口就問：「你的腳會不會痛？」

「不會。」

他剛說完，只見那位骨科醫師立即要跟診護士取消掛號：「腳不會痛，就不是骨科的事。」

他當場傻眼。「我都還沒坐下來，就被拒診，這也未免太誇張了吧?!」

更讓簡喬治生氣的是，他一下班就趕到那家醫學中心，等了一個多小時才看到醫師，沒想到卻遭如此對待。有過這次不愉快經驗，他對就診更加沒有興趣。

骨骼做檢查　退化如老翁

到了女兒幫他預約夜診的那天，傍晚下班後，太太開車到公司接他，打算載他到北醫就診，他也是面有難色，百般不願意。

「好啦好啦！不去看診就算了。」他太太也不想勉強，沒想到那天路上塞車，簡喬治心想，一路塞回家恐怕也要一、兩個小時，與其把時間浪費在路上，他乾脆叫太太右轉算了，往北醫開去。

他先到骨科就診，骨科醫師一樣問他痛不痛，「不痛！」「既然腳不會痛，那就改掛其他科好了。」

眼看舊事即將重演，他耐住性子把先前的就醫經驗說了一遍。聽他這麼一說，骨科醫師也覺得有道理，開單要他先去照張X光。

再次回到診間，X光檢查的影像資料已傳輸進來，那位骨科醫師脫口而出：「你是不是都沒在運動？」猛一抬頭，當下驚呼：「你……你不像七十幾歲的人。」原來X光檢查呈現的是一身嚴重退化的骨骼。

這對簡喬治又何嘗不是震撼。習武數十年，他自認身體非常硬朗，如今被醫師形容成如此老朽模樣，真是情何以堪。

拖著沉重步伐，他轉到心臟內科就診，約略說一下最近的血壓變化。聽完後，看診的心臟內科醫師也沒多說什麼，就把病歷拿給跟診護士，由她列印藥單和批價單，而他也起身準備離開。就在這時候，一件讓他覺得超神奇的事發生了。

伸手會顫抖　腦部長腫瘤

「你用拳頭打我的手掌。」

「什麼？」簡喬治完全搞不清楚那位心臟內科醫師的用意，瞪大眼睛再問一次：「你真的要我打你一拳？」

只見醫師點點頭，伸出手掌，而簡喬治也真的出拳打了一下，但基於禮貌，只用了幾分力，意思意思而已。

「你知道你的手會抖嗎？」

「我不知道。」突然被問，簡喬治也被搞得丈二金剛摸不著頭緒，只好虛應回了一句。

那位醫師要他先坐下，並要他立即到急診做進一步檢查。

「到底發生了什麼事？」

「呃……」

「是我的血壓有問題嗎？」

「你的血壓問題不大，我會處理。」醫師擺明說，從手抖這個症狀，他懷疑毛病可能來自於腦部。

那真是晴天霹靂。簡喬治當下嘀咕：「神經病啊！我只不過來門診檢查高血壓，怎麼一下子說我腦部有問題，還要我立即去急診檢查？」

他形容，那種感覺就像是到銀行存款，卻莫名其妙被帶到信託部辦理信用貸款，不是很舒服。

簡喬治雖百般不願意，最後還是在太太陪同下，直接轉到急診室，接受核磁共振掃描檢查。不久，一位神經內科醫師走過來告訴他，他的腦部長了一顆腫瘤，建議他開刀治療。

「好。」驚魂甫定後，他很阿沙力地答應，心想反正開刀是很久以後的事，到時候再說。

沒想到那位醫師接著說，手術就選在隔天，並要他立即辦理住院手續，當晚就住進病房。

他聽完急呼不行：「我明天有個重要會議，非得參加不可。」

「你再考慮一下，否則就簽字表示你是自願離開的。」醫師見他態度堅決，當下請他再多考慮一會兒，不要太早做決定。

半小時後，醫師再問一次，簡喬治還是堅持回家。

「你知不知道，你現在走出去的話，百分之三十的機率會發生癲癇，甚至中風！」醫師的這些話，可把他嚇死了，他一直以為自己只不過是中暑或感冒而已，小事一件，沒想到竟是如此嚴重，當下二話不說辦好住院手續，當晚就住進病房。

腦瘤雞蛋大 潛伏十幾年

簡喬治說，手術過後，有些事他還記得，有些事則忘光光了。

他記得，開刀前蔣永孝到病房看他，說明手術方法及可能的風險、併發症，其中一項就是術後記憶力可能變差，「有些事情，可能會從此忘記。」

才聽完，他立即拿出隨身攜帶的平板電腦，把銀行帳戶、密碼等資料全寫下來，免得以後再也想不起來，那就糟了。

蔣永孝見狀也不禁笑了起來，直說那只是個小手術，不用那麼緊張。話雖如此，那檯刀還是足足開了九個小時才結束。「對我來說，那可不是一般的小手術，絕對是大手術。」簡喬治如此說。

他說，那顆腦瘤比雞蛋還大，少說也在腦袋裡長了十幾年，早已壓迫到周邊的神經。回想起來，二〇一六年春天，走進辦公室時毫無預警地差點跌倒，以及事後的跛行，應該就是那顆腫瘤所致。

所幸，他遇到了蔣永孝和心臟內科醫師這兩位貴人，才能化險為夷。要不是心臟內科醫師突然發覺他有手抖的症狀，懷疑腦部可能長了腫瘤，進而要他立即轉到急診接受核磁共振掃描檢查，就不可能揪出那顆如雞蛋大的腫瘤來。至於蔣永孝則以他精湛的刀法，把那顆腫瘤切除乾淨，沒有留下任何後遺症。

他甚至覺得，術後他的身體比以前好很多，邏輯及判斷力也更上層樓，現在的他就像是升級後的二・〇版，戰力更強。

他妹妹常笑他，腦袋長腫瘤的這十年來，都可順利攻讀一個博士學位了，如今沒有腫瘤隨時作怪，絕對可以再去念個博士。

對年過半百的簡喬治來說，再去攻讀第二個博士學位已沒多大意義，偶爾停下腳步檢視自己的生活步調，不再忽視健康，才是重要的事。

腦瘤引水腫　壓迫功能區

蔣永孝說，簡喬治罹患的是腦膜瘤，一般通稱為腦瘤，長在右前額葉附近，引發腦水腫，且越來越嚴重，水腫從右前額葉往腦的後方一路蔓延過去，一旦壓迫到運動神經區，就會影響手腳的運動功能；若壓迫到其他功能區，就可能造成短期記憶衰退、注意對側不集中、對事情判斷變得遲緩等症狀。

他採用的是一般的顯微手術，由於手術路徑正確而精細，沒有傷及周遭太多的腦組織，簡喬治在手術隔天就從加護病房轉到普通病房休養，持續施打類固醇，一週後就出院了。

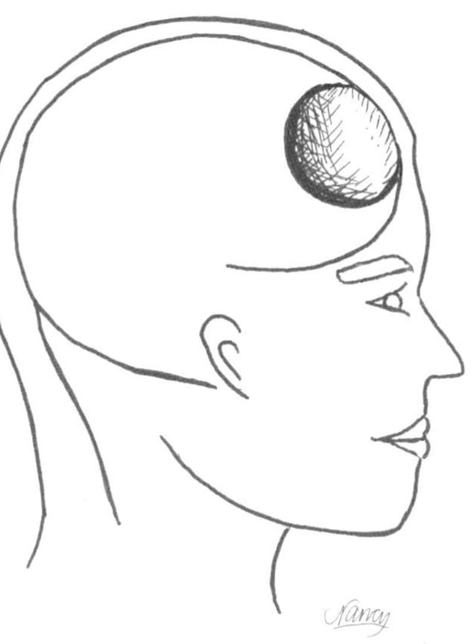

簡喬治腦瘤示意圖

蔣永孝解釋，腦膜瘤經手術切除後，水腫有時候會越變越大，必須點滴注射類固醇來控制腦水腫的程度，免得腦水腫在術後又大幅度變化，進而導致生命危險。這是個重要的防護措施，臨床上偶爾會出現病患術後本來好好的，還可以和醫護人員打招呼，卻在喝了一大杯豆漿或一大碗湯後，陷入昏迷，就是因為大量補注水分，導致腦水腫加劇。

人的腦內部都有一定的空間，可以容忍某個程度以下的水腫，一般感冒引發的腦水腫並不嚴重，頂多只誘發頭痛，不至於危及生命。反觀腦瘤術後的腦水腫通常較嚴重，就有可能超過腦部空間的極限值而導致生命危險。

顱內手術，腫瘤越靠近表面，傷口越大，反之則越小，這是因為要切除越靠近表面的腫瘤時，手術器械越容易被頭蓋骨擋住，必須取下更大塊的頭蓋骨才行。不過，蔣永孝強調，手術的重點不在頭蓋骨取下的尺寸大小，而在如何找到最佳的施術通道，唯有找到最佳的通道，才能將對周遭腦組織的影響降到最小。

就長在靠近顱底的腦膜瘤來說，蔣永孝通常會從患者的顱底進入施術，盡可能把影響手術進行的骨頭切掉，騰出空間，以利手術施行。

手術器械從顱底往上穿過去後，就可抵達腫瘤的底部，再慢慢把腫瘤組織一塊塊挖下來，直到挖完腫瘤為止。

這種腫瘤摘除手術，通常必須做好三D，分別是Devascularization，斷根，把供應腫瘤的血管切斷；Debulking，掏空，把腫瘤掏空，但外圍腦瘤組織的那層皮還在；Dissection，剝離，把有如洩了氣的皮球般的外圍腦瘤組織剝下、取出。

簡喬治的腦膜瘤長得較不規則，手術難度較高，蔣永孝還是順利完成，且術後未留下後遺症，讓他滿意極了。

幸運遇良醫　術後得新生

從發病、就診到開刀，事後簡喬治回想起來，總覺得上天自有安排。比如說，一群博士班同學相約到琉球旅遊，他本來也報名了，沒想到出遊前兩週突然住院開刀，經歷人生最大的起伏。

「要是沒有那次就診，和同學到琉球旅遊，可能會要了我的命。」簡喬治心有餘悸地說，長在腦袋裡的那顆腫瘤，就像不定時炸彈，在起降時壓力會變化的飛機上，病情隨時可能變化，後果讓人不敢想像。

每次想到這裡，他就對能重新撿回一條命感到無比神奇，也對蔣永孝充滿了敬意。

從術前到術後的接觸中，他認為蔣永孝術德兼備，是個超級Nice的人。有次他到北醫附醫回診，隔著簾子聽到蔣永孝和病患對話，只不過是教對方如何找到緩解疼痛的方法，就花了整整十五分鐘，細心、耐心、加上無止盡的愛心，讓他打從心底佩服。

術後隔天，簡喬治幾乎沒辦法走動，即便在二女兒攙扶下，也只勉強走了十公尺，對他是個很大的打擊：「明明才五十出頭，卻像個九十幾歲的老頭子，那種感覺真糟。」蔣永孝見狀，立即好言勸他，為了日後的大半輩子著想，再苦再累也要多走、多運動。

術後那幾天，他就常撐著拐杖，慢慢從病房走到臺北醫學大學校園，強迫自己多運動。也許是毅力，也許是長年打太極拳打下的基礎，他體力恢復得相當快，沒多久就康復出院，重返職場。

回顧二〇一六年那個春季以來的點點滴滴，簡喬治以「神奇」兩字形容，他也把出院後的每一天，當成重生之旅。

Profile

額葉部位腦膜瘤｜Convexity meningioma

額葉表面腦腫瘤，會依距離腦中線的遠或近，而有不同臨床症狀。臨床症狀包括癲癇、頭痛、肢體無力、語言困難與視力減退，一旦出現症狀，就要考慮手術切除，一般術後恢復良好。

重癱病人長照義工——僵直性脊椎炎

蔡銘俊從沒想過人生會走到這個地步，萬念俱灰，隨時都有自殺的念頭。問題是，想一死了之，卻連弄死自己的力氣都沒有，真是可恨、可悲到了極點。迫不得已，他住進離家不遠的一家長照中心，整天癱在床上，進食、洗澡、大小便全由看護一手包辦。

從手術房推到恢復室不久，麻藥還沒完全消退，四周空無一人，一片死寂。睜眼望去，只見一片白閃閃的亮光，身體也沒有任何疼痛感。

「我是不是走了？」

蔡銘俊心想，走了也好，至少走得無病無痛，走得爽快。

迷迷糊糊間，有人推門進來，低頭在他耳邊輕聲說話：「阿兄，手術很成功。」他才被拉回現實，「原來我沒死，還活得好好的。」

那是發生在二〇一六年八月十八日晚上九點多的事。走過生死，那種重新回到人間的感覺太強烈了，蔡銘俊想忘也忘不了。

蔡銘俊六十五歲，嘉義梅山人，從小就跟著父母親在山上幹活，春末夏初麻竹筍盛產時，天還沒亮就得上山挖筍，再挑著一簍簍的筍子到市場賣；秋風吹起，椪柑開花結果，又得到果園除草施肥，課餘時間幾乎都在務農。也許是從小長期勞動打下的基礎，他的身體健康，少有病痛。

政大法律系畢業後，他先後通過普考及高考，順利進入公務體系，在臺北市政府當了一輩子公務員，二〇〇四年退休後，開始享受人生，日子過得愜意。二零一六年清明節，他一個人開車回梅山老家掃墓、探望年逾九旬的雙親，當時身體還好好的，沒想到從南部北返後，就出了狀況。

後頸先劇痛 手腳跟著發麻

他清楚記得，有天早上，騎摩托車上街買菜，隱約覺得後頸有點痛。他直覺可能是睡覺時落枕，或是不小心扭到脖子，加上騎車在不平的馬路上才引起的，也沒放在心上，回家拿毛巾熱敷，再到藥局買條凝膠來擦，但效果有限。

過沒多久的一天早上，他被從頸椎後側傳來的劇痛給痛醒，那是他一輩子也忘不了的痛，痛得他真想自殺算了。他趕緊拿毛巾熱敷，也擦了止痛凝膠，卻一點效果也沒有，只好上網找醫師，立刻掛號。

來到新北市某家醫院時，看診的外科醫師要他別著急，先去照張X光再說。看完X光片子後，那位醫師也沒多說什麼，就直接開止痛藥給他，並要他去買個軟式頸圈，必須連續戴三個月。

既然醫師都這麼說了，蔡銘俊也不敢多問，回家後按時吃止痛藥，也乖乖戴上頸圈，心想過一陣子頸椎疼痛就會消失，但日子一天天過去，痛還是痛。

更讓他憂心的是，就診後不到半個月時間，他的手指和腳趾頭開始發麻，有次上洗手間，甚至麻到雙腳無力站起來，只能無助地坐在馬桶上休息，過了一會，再拚了全身力氣才勉強脫困。

那次的馬桶驚魂，讓他驚覺事態不妙，趕緊在朋友介紹下，前往新北市另一家醫院求醫。內科醫師看了他的頸椎X光片，也覺得不對勁，徵得他的同意後，轉給該院外科主任接手。經進一步的頸椎核磁共振掃描檢查（MRI），那位外科主任診斷是壓迫神經，隨即安排他住院，幾天後就動了微創手術。

術後住院十天，他終於高高興興地出院回家。兩個禮拜後回去複診，赫然發現打在左側頸椎的兩根鋼釘竟有一根鬆脫了，那位外科主任要他先別緊張，建議再動一次刀，只要把那根鋼釘鎖緊就沒事。

僵直脊椎炎　引發頸部骨折

一次驚嚇就夠受的了，哪可能再來第二次！蔡銘俊根本不打算讓他再開刀。回家後再次上網，發現臺北醫學大學附設醫院神經外科主任蔣永孝的風評不錯，隨即掛好號，並把先前做的X光及MRI檢查資料帶在身邊，轉到北醫就診。

蔣永孝仔細看了那些影像檢查資料，臉色有些凝重，建議他住院開刀，否則病情將迅速惡化，後果難測。

原來，蔡銘俊長年飽受僵直性脊椎炎這個老毛病之苦，從脖子、胸部到腰部的脊椎都硬梆梆的，只有一節頸椎可勉強彎曲、轉動。不幸的是，那節頸椎最後也因過度使用而骨折，導致神經壓迫，引發麻、痛、感覺喪失及無法行動等一連串症狀。

蔡銘俊在二〇一六年八月十五日住院，十八日開刀。為免翻身又引發骨折，造成更大傷害，蔣永孝先利用Halovest這種脊椎外固定器，將他的頸椎固定起來，小心翻身後才動刀，接著切除增生的骨頭，緩解神經壓迫，並在頸椎後側打上八根鋼釘，將骨折斷裂的那節頸椎牢牢固定住。

那檯刀從下午三點多開到晚上九點多才結束。被推到恢復室時，蔡銘俊體內的麻藥還沒完全消退，人不是很清醒，只覺得整間恢復室空空蕩蕩，沒有其他病人。躺在病床上，望著天花板，一大片白花花的強光，照得他幾乎睜不開眼，要不是弟弟那聲呼喚，他還以為自己已經死了，正在前往天堂的路上。

麻藥完全消退後，他發覺後頸部四公分的手術傷口竟然沒什麼疼痛感；反觀先前在新北市那家醫院做的微創手術，卻痛得他直想飆髒話罵人。大傷口不太痛，小傷口卻痛得死去活來，讓他難以想像。

術後勤復健 不願終生臥床

那天半夜，蔣永孝依例巡房，走在病床邊用力握著他的手，接著又用手壓著他的腳，要他用力頂回去。「有力！」蔣永孝見他力道十足，滿意地點點頭：「果然有力。」

這也難怪，蔡銘俊深怕再過術前那種整個人癱在病床上、由看護把屎把尿的悲慘日子，從轉到普通病房那天起，只要精神及體力許可，就努力復健。除了用手夾珠子，訓練手指靈活度外，他更強迫自己下床，撐著助行器在病房內一步一步練習走路。他深信，運動會帶動神經運作，加速復原。

咬緊牙關密集練習下來，他的手指頭已靈活到可拿筷子吃飯，穿衣服也不再假手他人，手腳肌力更是明顯進步。

看了這一切，蔣永孝滿意極了。蔡銘俊是僵直性脊椎炎導致頸椎骨折，就醫時已相當嚴重，除了開刀固定頸椎，術後更要積極復健，把肌肉練得強壯，才能提供頸椎較好的支撐性，進而擺脫長期臥床的命運。

頸椎斷裂是大毛病，不是一朝一夕造成的。蔣永孝表示，僵直性脊椎炎是自體免疫疾病，患者的骨骼強度原本就差，若又遭受外力撞擊，就容易骨折斷裂。

他研判，二〇一六年清明節過後，蔡銘俊的頸椎就已出了問題。五月底在洗手間站不起來時，頸椎可能已經持續惡化並斷裂壓迫到脊髓神經，才導致手腳麻而無力。

那時候，他的手指頭麻麻的，手摸東西沒有感覺，手指好像沒連在身上似的，一切都輕飄飄的。不僅沒辦法拿筷子，就連最平常的穿衣服，手指也感覺不到鈕扣和扣孔的形狀及位置，根本無法把扣子扣好，穿衣服成了不可能的任務。

接下來，他的雙腳也逐漸癱軟無力，整天只能無助地躺在床上，日常生活全得仰賴別人的協助。

生活難自理　一度萬念俱灰

「我就像個廢人。」蔡銘俊從沒想過人生會走到這個地步，萬念俱灰，隨時都有自殺的念頭。問題是，想一死了之，卻連弄死自己的力氣都沒有，真是可恨、可悲到了極點。

迫不得已，他住進離家不遠的一家長照中心，整天癱在床上，進食、洗澡、大小便全由看護一手包辦。也因此，新北市另一家醫院的外科主任決定幫他開刀時，他雖然有點害怕，卻也充滿期待，只是一根鋼釘鬆脫的意外發展，讓他有些失望。

還好，蔣永孝那檯刀相當成功，住院休養幾天後，他就出院回家了，只需每個月回醫院複診一次就行。前兩個月，他都坐著輪椅進診間，到了第三個月就直接走進去，復原速度超乎預期。

為了獎勵自己永不放棄的辛苦付出，他常請看護到吳興街上買牛肉麵，只因蔣永孝曾建議他不妨多吃牛肉，補充營養及體力。就是這種充滿互動的醫病關係，兩人碰面時，通關密語就是：「你今天吃牛肉麵了嗎？」

他永遠記得，術後第一次拿筷子、夾起一塊牛肉往嘴巴送的那份悸動，吃著、吃著，淚水就成串滴了下來，熱熱鹹鹹的。

那一瞬間，生病倒下後的酸甜苦辣全都湧上心頭。他曾自暴自棄地認定自己已成為廢人，對人生也無期待，多次想從醫院的樓頂往下跳，卻連從輪椅上站起來的力氣都沒有，只能頹然淚眼以對。

看著自己能再度站起來，蔡銘俊欣喜而自豪地說，這是毅力加上鼓舞的成果。回想

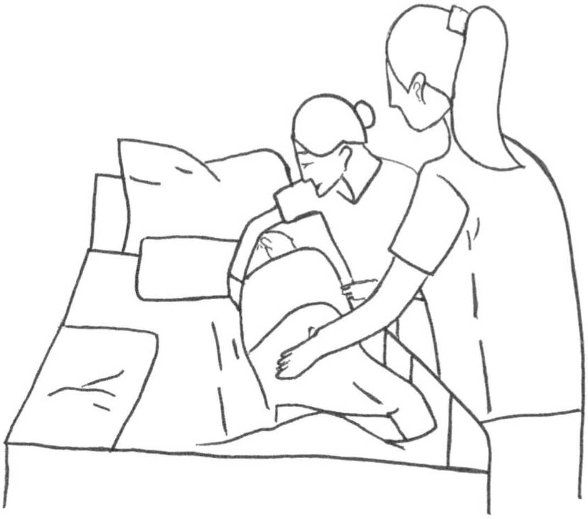

蔡銘俊手術前

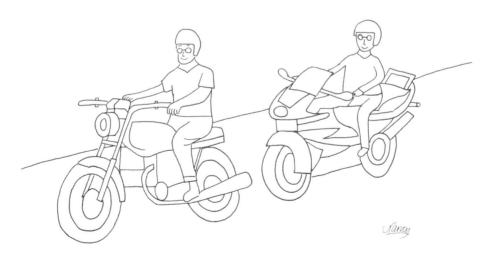

蔡銘俊手術後

他當時要到醫院開刀時，社區的左鄰右舍紛紛為他加油打氣，要他一定要好好的活著回來，為社區多做一點事。

他記得那些鼓勵與祝福，出院後不僅很「阿沙力」地出任社區管理委員會的主任委員，還加碼到先前他進住的那家長照中心當義工，日子過得繁忙而充實。

重新再站起　發願要當義工

到長照中心當義工，其實還有段小插曲。一輩子從未開過刀，蔡銘俊對侵入性手術有莫名的恐懼，第一次被推進手術房時，他就暗自發願，若手術能順利成功，出院後一定會回去當義工，回饋社會。

想到術前無助地癱在長照中心病床上，再看看周遭正常人可以正常走路、正常生活的模樣，他有著無限感慨，才會選擇回到以前待過的地方，幫那些仍癱在病床上的無助患者。

「我很幸運，老天也很眷顧我。」蔡銘俊相信果報，自認這輩子心存善念，救過不少人，比如走在路上遇見交通事故，他會主動上前關心，若發現事故現場有人不幸往生，也會找來報紙蓋在亡者身上，免得曝屍街頭。或許就因默默積了不少陰德，老天才會在他最落魄無助的時候出手幫他。

就是這種雞婆、好打抱不平的個性，讓蔡銘俊常忙得團團轉，一刻也不得閒。術後至今，他每天除了要處理社區大小事，到長照中心照顧臥床病人，還要上市場買菜，回家煮飯、打掃及洗衣，一切都自己來。他常自嘲是天生的勞碌命，女人會的事，他全都會。儘管如此，他卻忙得很有成就感，且樂在其中。

他常說，蔣永孝開刀解決他所有問題後，他有種重生的感覺，比中樂透還高興。到長照中心當義工，他就當是回饋，一點也不覺得苦，「以前人家餵我吃飯，現在換我餵別人吃飯，是件很自然、也很幸福的事。」

現在的他，常騎著摩托車到處玩。有時候，他會先到內湖載朋友，再上陽明山竹子湖看海芋，到小油坑看天然硫磺氣，然後從陽金公路騎到金山老街吃鴨肉，或到野柳大啖海鮮，最後沿著濱海公路往東騎，從汐止繞道回家。如此玩一整天下來，油錢還不到一百元，卻可玩得盡興。

有時心血來潮，他甚至開車上北宜高速公路，到宜蘭走走、泡泡溫泉，悠閒地消磨一天時光。

「活著，真好。」他笑得可開心了。

Profile

僵直性脊椎炎 | Ankylosing spondylitis

僵直性脊椎炎是脊椎長期發炎的病變，主要影響脊椎關節，時間一久會導致脊椎活動喪失，整個脊椎從頸部到骨盆都不能動，身體變得非常僵硬。長期發炎導致很多骨頸增生，進而造成關節間和椎體間的融合，一旦遇到外力衝擊，因脊椎已失去柔軟度，很容易產生不穩定骨折，治療上也較一般脊椎骨折困難。

大年初一鬼門開——顱腦損傷

診斷證明上面寫著：複雜型創傷性腦傷併硬腦膜下出血、蜘蛛膜下腔出血及顱內延遲性出血、右腳趾骨折，除了最後一項，其餘都會致命。急忙趕到北醫探視的朋友滿臉愁容：「這傢伙九成以上會死，顱內的出血量太大了。「就算救活了，也會有想不到的後遺症。」

農曆大年初一是充滿節慶喜氣的日子，對王明成來說，二〇一七年的大年初一卻是他這輩子最難熬的一天。

那天一大早，他被街上商家此起彼落的鞭炮聲吵醒，簡單梳洗、吃過早餐後，一如往常下樓，走到對面街角的便利商店買報紙。才下樓走沒幾步，就被一輛高速而來的機車撞個正著，整個人彈飛出去，左側頭部重擊地面，當場血流如注，不醒人事。

「王爸爸在家嗎？」在對面街上開水電行的老闆見狀，趕緊放下手邊工作，跑過來了解狀況，覺得倒在血泊中的傷者好像就是鄰居王明成，立刻衝到他家樓下，透過對講機問了一句。

「有什麼事嗎？」拿起話筒，王家女兒被問得滿頭霧水。

「妳爸爸可能出車禍了。」

匆忙掛上話筒，王家兩個女兒和王太太三步併兩步衝下樓，認出躺在路邊的傷者正是王明成，立刻打一一九呼叫救護車，把他送到不遠處的臺北醫學大學附設醫院急診室。

急診科主治醫師和護理人員看他傷得如此嚴重，簡易處理後，馬上送進開刀房，由神經外科主任蔣永孝操刀，足足開了四個小時才結束。

車禍重創頭部　存活機會渺茫

「我這條命是撿回來的。」王明成是外科醫師，開了三十幾年的刀，相當清楚自己的狀況，當時若不是立即就近送到北醫，再由醫術高超的蔣永孝操刀，他這條命早就沒了。

他特別拿出診斷證明，上面寫著：複雜型創傷性腦傷併硬腦膜下出血、蜘蛛膜下腔出血及顱內延遲性出血、右腳趾骨折，除了最後一項，其餘都會致命。

一位在醫界及政界很有名氣的朋友聽聞消息，第一時間趕到北醫，看著王明成車禍受傷後的腦部電腦斷層掃描（CT）片子，也不禁搖頭，問了一旁的家屬：「傷得這麼重，要不要轉到其他醫學中心？」

另一些急忙趕到北醫探視的朋友也是滿臉愁容：「這傢伙九成以上會死，顱內的出血量太大了。」「就算救活了，也會有想不到的後遺症。」

這也難怪，他的左側顱內嚴重出血，腦壓飆高，要不是在最短時間內被送進手術房動刀，即使勉強撿回一條命，也會留下明顯的後遺症。

顱內大量出血的頭部外傷，開刀後的六個月是復原期，至關重要，如果未把握這段復原的黃金時間努力復健，會留下反應變慢、動作遲緩、行動不便及語言功能變差等明顯的後遺症。王明成當然知道這道理，就算復健再累再苦，他都咬緊牙關撐下來，期間的痛苦，不足為外人道。

就拿再熟悉不過的中文來說，王明成常常是知道這個字的意思，卻怎麼也想不出該怎麼唸、怎麼寫，只好用其他意義相近的字取代，或者乾脆先用注音符號寫下來，以後再慢慢補上。

這對曾勇奪全國作文比賽高中組第一名的王明成來說，是個相當殘酷的打擊。他心想，自己年紀還不到七老八十，而且有一群老病號等著他回去看病，因此術後醫院安排的肢體、心理及語言等復健治療，只要時間許可，一定全程參加。

認真勤做復健　早日重披白袍

這一路走來，他真的很認真，因為他清楚，對一個頭部外傷導致顱內大量出血的患者來說，復健是術後唯一的救贖。只不過，半年的復健期太長了，他心心念念的是早點復原，早點回到診所，繼續照顧多年來一直不離不棄的老病人。

就因意志如此堅定，王明成在一月二十八日大年初一那天車禍受傷，三月六日出院，三月底他就回診所看診了，很多老病號根本不知道眼前的醫師才從鬼門關前繞了一圈回來。

再次面對病人，他唯一的改變就是放慢腳步，一來是傷後身體仍虛，二來是心態有了很大的轉折。

王明成笑說，以前他像個拚命三郎，早上從八點看診到中午十二點，吃個飯，稍稍休息一下，再從下午三點看到晚上十點。下診後，又馬不停蹄趕到多家外科醫院開刀，回到家、上床睡覺，往往已是凌晨三、四點了。才睡三、四個小時，早上七點又得起床，同樣的工作重新來過一遍，只有假日才能稍稍喘口氣。

他配合的外科醫院多達八家，也都有合作愉快的麻醉科醫師。晚上十點多開始的外科手術，只能以跑場形容，王明成到甲醫院時，A麻醉科醫師已做好術前準備工作，他就直接進手術房。接下來趕到乙醫院，B麻醉科醫師也已準備妥當，他立即刷手動刀，一點也不浪費時間。

那些年裡，除了假日，他這種夜間手術人生幾乎天天上演，有時一個晚上跑四、五家醫院，經常忙得不知今夕是何夕。

放慢生活步調 不做拚命三郎

「那真是段拚命幹活的日子！」如今回想起來，他也不禁唏噓，直言經過大年初一那場突如其來的車禍，僥倖撿回一條命後，他現在已學會珍惜健康及生命，不再是拚命三郎。

如今，他把家人擺在第一順位，守著另一半和兩個女兒，雖然診所照常營業，但只看上午診，其餘時間不是陪陪家人，就是回北醫附醫復健，或是到醫事團體幫點忙，生活恬適悠然，享受當下的美好人生。

說到復健，術後恢復意識一週後最辛苦，他逼著自己每天看報紙，雖看得懂新聞內容，卻有一半的字不知道怎麼唸，有種似曾相識的感覺。

突然變成這副德性，說不沮喪是騙人的，只好重新來過，一個字、一個字重新慢慢學起。王明成就把那些唸不出來的字寫下來，再請另一半當老師，一次又一次唸給他聽，把學字當成一種磨練。

「她是我的領導，我的老師。」只要有不會寫的字，他立即找心愛的老婆幫忙，而她也從不拒絕，超有耐心地一教再教。

此外，他還重拾寫日記的習慣，把每天的大小事全都寫在隨身攜帶的小冊子上，比如幾點幾分和哪個人說了哪些話，幾點幾分又到哪個地方做了哪些事，一五一十鉅細靡遺地記錄下來，就為訓練自己的文字能力，重新和那些曾經熟得不能再熟的中文字「做朋友」。

對一個年過六旬的人來說，這是個難以承受之輕，他卻甘之如飴，只因為愛。走過生死關頭，他對愛有了全新的詮釋與體會，以前為了工作，他總是沒日沒夜地打拚，今後他會將時間盡可能留給家人，享受天倫之樂。

手術以來，王明成總會定期回診，有次他向蔣永孝這位救命恩人抱怨，一百個中文字中，他幾乎每個字都會唸，卻有一兩個字寫不出來，一定是後遺症使然。只見蔣永孝笑著說：「我也是這樣啊！」逗得他開心極了。

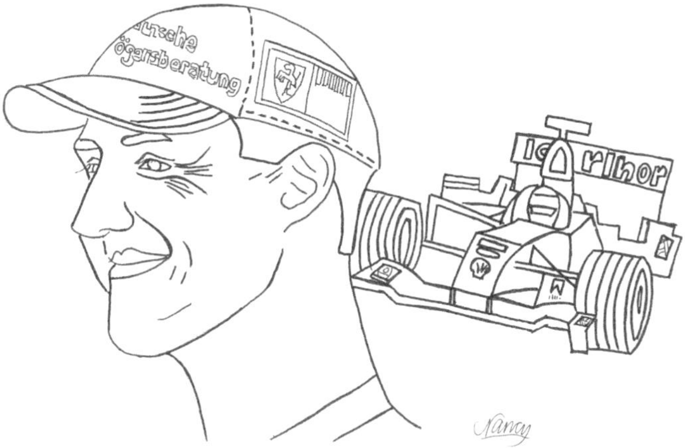

德國F1賽車手舒馬克

Profile

顱腦損傷｜Traumatic brain injury

通常來自於外力衝擊，從輕到特重可分不同等級。臺灣每年約有10萬名顱腦損傷病人，其中85%為輕度腦外傷，大部分經急診治療即可返家觀察，頭痛和嘔吐是常見症狀，需密切觀察，如有意識模糊、噴射性嘔吐與呼吸困難等情形，就要立即就醫；另外15%則為中重度顱腦損傷病人，需住院或在加護病房接受治療，有時需緊急開顱手術減壓或移除血塊。中重度顱腦損傷病人的恢復情形，主要是依據腦受傷嚴重度與腦血腫部位而定，尤其需要完善的團隊照護。

這些名人也罹患這種病

- 德國F1賽車手舒馬克（Michael Schumacher）

同病相憐姐妹花——腦血管動脈瘤

被推進急診室後，一位值班醫師清楚告訴她狀況很不好，一定要馬上開刀治療，但運氣好的話，術後也可能會半身不遂，再差一點則會變成植物人，最糟的情況是刀開到一半人就死了。聽了這番話，黃椿燕眼淚掉個不停，心情跌到了谷底。「怎會是這樣？」她心中不斷吶喊：「我只不過突然暈倒而已啊！」

黃椿蘭和黃椿燕是對姐妹，椿蘭大椿燕三歲，看起來卻年輕許多。兩姐妹同時出現時，她常被當成妹妹，讓她在得意之餘，也多了些感傷。

在黃椿蘭眼中，妹妹椿燕既勤奮又有生意頭腦，年紀輕輕就帶團當導遊，主攻國內各大景點，累積了一大群忠實客人，常接團接到手軟，沒空休假，也沒時間談戀愛，耽誤了姻緣。

有失必有得，全心全意貫注在事業上，讓黃椿燕闖出一片天。眼看形勢大好，她花了七、八百萬元購買一輛大型遊覽車，還請了一個司機，全心投入旅遊業，自己則是「校長兼撞鐘」，既是老闆，也是伙計，該帶的團還是自己帶，並未假手他人。

就因全心投入事業，一刻也不得閒，身體的一些病痛都沒放在心上，天真以為只要工作再忙一些，就忍過去了，直到二〇〇一年底有次帶團到基隆遊覽，她的想法才稍有改變。

帶團忙工作　強忍頭痛竟昏倒

黃椿燕清楚記得那天是十二月一日，整團帶到基隆時，人就覺得很不舒服，整個頭又暈又痛。那天晚上，她把團員安置妥當後，早早上床睡覺，心想可能是白天淋雨感冒了，休息一個晚上就會好，隔天又是一尾活龍。

隔天早上醒來，除了頭暈頭痛外，她還吐個不停，但還是硬撐著虛弱的身子，完成那趟遊覽。帶團回新竹後，她才趕緊跑去醫院掛急診，值班的神經內科醫師覺得不太對勁，當下要她住院檢查。

住院一週裡，從抽血的理學檢查，到腦部電腦斷層掃描的影像學檢查，她無一漏過，同時還接受臨床治療，但她認為沒多大效果，就主動要求出院。

出院隔天，閒不住的她又帶團到埔里遊覽。一整部遊覽車四十個遊客都是新竹鄉親，其中不少還是她的死忠老顧客。

那天，除了她自己經營的遊覽車外，還有另外三輛遊覽車一起出團，而她就是總領隊，忙著招呼一百多人大大小小的事，根本忘了自己才剛出院，身體還沒完全康復。

果不其然，才從新竹出發不久，正當她在車上為遊客介紹當天行程時，突然一陣天旋地轉，眼前一片昏天暗地，站也站不住。「椿燕今天有點不一樣喔！」那群熟識的老顧客七嘴八舌開起玩笑來：「該不會昨天晚上又沒睡好吧。」

笑鬧聲中，看著她慢慢倒下去，全車的人都嚇呆了，趕緊要司機大哥就近下交流道，直接開到苗栗頭份的為恭醫院。黃椿燕依稀記得，遊覽車慢慢停下來，有人揹著她就往急診衝，司機也趕緊打電話通知她的爸爸和姐姐。

沒多久，黃椿蘭急呼呼地趕到為恭醫院，急診室值班醫師初步判斷是出血性腦中風，病情相當危急，但該院並沒有足夠的醫療儀器及設備進行開顱手術，建議立即轉院。

「我不要開刀！」迷迷糊糊中聽到醫師和姐姐的對話，黃椿燕出聲反對：「事業是我的，遊覽車也是我的，我還有很多事要忙，不能就這樣開刀。」

當時她心想，自己只不過是突然暈倒而已，不是什麼大事，休息一下就好，沒必要進醫院開顱剖腦動手術。但姐姐黃椿蘭認為事態嚴重，不管她願不願意，當下決定轉院開刀，較近的林口長庚醫院臨時騰不出病房，只好再找其他醫院。

轉院動手術　情況危急不樂觀

剛好黃椿蘭的先生有個朋友是三軍總醫院泌尿科醫師，於是打電話徵詢意見，對方推薦三總神經外科主任蔣永孝術德兼備，是個不錯的選擇。她們不再多想，當下就將黃椿燕轉送到位於內湖的三總。

一到三總，蔣永孝人已在急診室等候，對病情也有相當程度的了解，因為，為恭醫院那位神經外科醫師正是他以前的同事，已事先通報並詳細說明黃椿燕的狀況。

被推進急診室後，一位值班醫師清楚告訴她狀況很不好，一定要馬上開刀治療，但運氣好的話，術後也可能會半身不遂，再差一點則會變成植物人，最糟的情況是刀開到一半人就死了。

聽了這番話，黃椿燕眼淚掉個不停，心情跌到了谷底。「怎會是這樣？」她心中不斷吶喊：「我只不過突然暈倒而已啊！」

但這就是人生，一旦走到這一步，就算不喜歡，也得接受。黃椿燕何嘗不是，面對突然倒下這個事實，她也非得接受不可。

蔣永孝從影像學檢查中判定，黃椿燕是腦血管動脈瘤破裂才倒下的，從動脈瘤破裂處大量流出的血液，壓迫到周遭的腦組織，一定要立即動刀，否則會導致腦部傷害，嚴重者甚至死亡。

他說，腦血管動脈瘤破裂就是出血性腦中風，且是最嚴重的一種。臨床統計，四分之一患者會在動脈瘤破裂時就死亡，其餘四分之三被緊急送醫治療的患者中，六成會留下很多神經症狀，包括認知、語言、記憶及行動等功能障礙，另四成雖然未出現神經功能障礙，還是會留下頭痛、頭暈等較輕微的臨床症狀。

無症狀腦部動脈瘤 處理棘手難發現

令人頭痛的是，腦血管動脈瘤通常沒有明顯的不適症狀，只有持續膨大進而壓迫到旁邊的神經，或是破裂出血，才會出現一些臨床症狀，可說是「無聲殺手」，防不勝防。唯一的防範之道，就是定期做高階健檢，透過核磁共振掃描（MRI）來確認腦血管是否長了動脈瘤，以及其位置、大小。

一旦確認腦血管長了動脈瘤，不管處不處理，都是兩難。如果選擇手術，可以利用動脈瘤夾，把動脈瘤的出口夾起來，得不到血流的持續灌注，動脈瘤就會像消了氣的汽球般萎縮下來；若不採外科手術的積極手段，也可以透過介入性的導管手術，把一團白金線圈塞進動脈瘤裡，造成實質血栓，動脈瘤就不會破裂。

這兩種處理方式都可以解除動脈瘤這枚不定時炸彈，但怕就怕在手術過程中若稍有不慎，要不是傷及周邊神經而造成新的神經功能障礙，就是動脈瘤突然爆裂，瞬間噴出大量血液，患者會因此而有立即的生命危險。

如果害怕上述風險而選擇不治療，就得面對動脈瘤不知何年何月可能爆裂的風險，同樣讓人憂心。

因此，近來醫界出現一股主動評估動脈瘤破裂機率的聲音，一旦機率高就選擇手術治療，反之則保守以對，定期追蹤。

這或許是個折衷辦法。一般認為，動脈瘤直徑超過〇・七公分，或是長在主要的腦血管旁邊，或是形狀不規則，破裂風險較高，就應考慮手術治療。

但就像銅板有正反兩面，國外有一派醫師認為，核磁共振掃描檢查根本是庸人自擾的非必要行為；另一派則認為，及早檢查、及早治療，可避免動脈瘤破裂的風險，值得一試，至今仍無定論，但是疾病早期診斷仍然是最佳原則。

歷經四次刀　鬼門關前走一遭

這些爭議對腦血管動脈瘤已破裂的黃椿燕來說，已不具意義，立即送進開刀房是當時唯一的選擇，沒想到這一開就沒完沒了。

黃椿燕算了算，她總共在三總開了四次刀。第一次花了十幾個小時，蔣永孝先取下她的頭蓋骨，再仔細清除大腦裡的血塊。後來檢查發現，大腦更深的部位仍有血塊，又動了兩次刀。

至於另一次，則是等大腦狀況趨於穩定後，把植入腹腔內保存長達二十一天的頭蓋骨取出，重新裝回頭上去。

那次住院，前後長達四十一天。歷經這輩子最大的變故，更在生死間走了一圈，讓黃椿燕對人生有了不一樣的看法。出院後，就把名下那輛遊覽車賣了，當個單純的導遊，有人找她就出團，沒團可帶也樂得輕鬆，在家陪陪爸爸媽媽，當個孝順的女兒。

看著妹妹如此大的轉變，黃椿蘭有著特別的感受。她記得，椿燕第一次從手術房被送到加護病房持續觀察時，人昏昏沉沉的，講話也不清楚，就急著拿出紙筆，歪歪斜斜寫了「行李……兩天……」等幾個字，看得陪在一旁的她滿頭霧水。

等轉進普通病房後，黃椿蘭才逐漸搞清楚，原來妹妹隔天還有一個兩天的旅行團要帶，所以才急著回家整理行李，帶團出遊。

「她就是個工作狂，」黃椿蘭又好氣又好笑地說：「才從鬼門關前轉一圈回來，急什麼急啊！」

黃椿蘭幫忙算了算，那個月椿燕把工作排得滿滿的，根本沒有休假日。突然中風倒下，所有工作當然都停擺，但也只停了幾個月，她自認身體康復後，又開始上工。

只不過，術後黃椿燕出現左側偏盲的後遺症，看不到左邊的東西，也沒辦法同時看兩樣東西，為了安全起見，不管大車小車都不能開，就連摩托車也騎不得。從此，她出門就只能乖乖搭公車，還好領有殘障手冊，搭車不用錢。

姐妹同病症　及早發現速開刀

二〇〇八年底，姐姐黃椿蘭也出了狀況。有天騎摩托車出門，不小心摔車了，又被從後而來的車子撞上，左側臉頰及頭部都受傷，從此三不五時就頭痛。

隔年三月，她出現劇烈頭痛，隨即到附近的醫院掛急診，一量收縮壓超過兩百毫米汞柱，高得嚇人。醫師當下決定將她轉到加護病房做進一步檢查，必要時甚至立即開刀，她聽完嚇得直搖頭。

「不要救了，救我也只是帶給你們麻煩而已。」黃椿蘭大聲嚷嚷，直說她要放棄開刀治療，不想拖累家人。

那天傍晚，椿蘭打電話給妹妹椿燕，大致說明當天的情形。椿燕勸她先別激動：「要不然，我們去找蔣永孝主任好了，也許他可以把妳治好。」放下手機，找出先前留下的名片，直接聯絡上已轉往臺北醫學大學附設醫院任職的蔣永孝。

隔天早上，黃椿蘭就被家人送到北醫。蔣永孝檢查發現她的腦部因為長了一顆很大的動脈瘤，並且爆裂，產生腦內及蛛網膜下腔血腫。

「妳真幸運。」蔣永孝判斷，那顆動脈瘤爆裂，黃椿蘭可說是在生死一線間徘徊，能趕在再次爆裂前就醫，真是命大。

一聽要開刀，黃椿蘭堅持一定要蔣永孝動刀才行，否則她寧可回新竹，過一天算一天。那檯刀當然開了，順順利利的，如今已過了近十年。

這些年來，椿蘭和椿燕這對姐妹都會定期一起到北醫回診，每次都先搭公車到新竹火車站，改搭區間列車到竹北轉高鐵；到了臺北，換搭捷運到市府捷運站，再搭免費接駁車到北醫，回程依然。這一趟路備極辛苦，她們卻甘之如飴，因為這兩條命都是幸運撿回來的，當然得小心呵護。

每次回診，蔣永孝總是問她們近來好不好，而她們也都會回一句：「你看呢？」「當然好啦。」蔣永孝說，她們這種病人在手術過後，既可清楚講話，又能自己走進醫院回診的並不多：「妳們算幸運的了。」

這個時候，黃椿蘭總不服氣地回說，她妹妹術後說話比較慢，感覺笨笨的，沒有她好。黃椿燕也不甘示弱，直說姐姐常耍賴不吃藥，哪天如果再復發，就完了。

你一言我一語的鬥嘴中，蔣永孝不禁笑了。能如此生猛有力地「答嘴鼓」，代表這對姐妹健康狀況ＯＫ，用不著他操心。

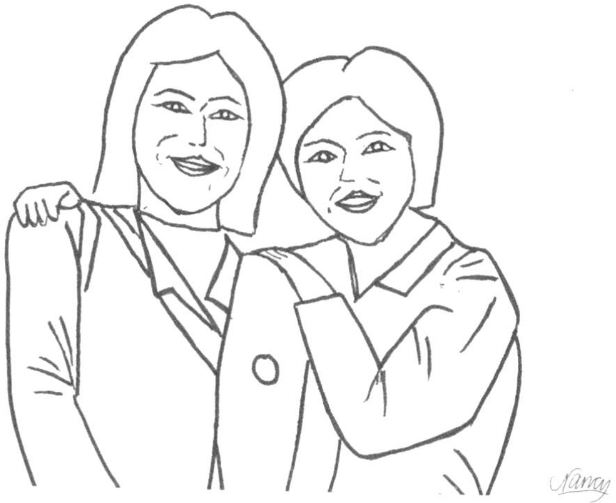

黃家姐妹

Profile

腦血管動脈瘤｜Ruptured cerebral aneurysm

腦動脈瘤有如一顆不定時炸彈，成因通常來自動脈硬化與高血壓，突然、短時間的頭部劇痛，可能是第一次小出血症狀，一旦掉以輕心而再次出血，死亡率即明顯攀升。腦血管動脈瘤是血管壁肌肉層缺損所產生的血管壁突起，像圓形水泡或不規則的小草莓，不易察覺，往往在破裂導致蜘蛛網膜下出血時才知道，第一次破裂的死亡率非常高，屬腦中風中最難纏的一種。MRI檢查及腦血管攝影可及早診斷出來，可採手術夾除或血管栓塞等治療方式，術後恢復視第一次破裂出血時對腦傷害的嚴重度而定。

中場人生重出發——腦溢血

她出院回家那天，走進家門卻搞不清楚家裡的配置，不曉得臥室在哪裡，也不曉得廚房及洗手間在哪個角落。後來找到廚房了，想要打開水龍頭，也得想一下，才知道水龍頭在哪裡。這對凡事要求完美的林麗文來說，無疑是個挫折，她也只能接受，學著接受當下的自我，也學著適應周遭環境以及日常生活。

往前走，就是了。

對林麗文來說，人生是場難以捉摸的遊戲，既然不知道下一步將會怎樣，只好敞開心胸，忘掉過往所有的不如意，輕鬆往前走，才能走得長長久久。

年過半百，除了些許白髮外，林麗文神采奕奕，一點也看不出是曾生過兩次大病的人。能夠一再化險為夷，她充滿感恩之心。

第一場大病發生在十年前，突如其來的扁桃腺癌，讓她完全措手不及，驚慌中到醫院接受一連串的化學治療及放射線治療，整個人瘦了一大圈，留職停薪在家足足休息了兩年。

重回任教的私立中學後，除了日常教學，她還當上英文科召集人，負責學生在校內校外的英文活動及競賽，像是戲劇比賽、辯論比賽，整天忙得團團轉。如果這些努力付出能獲得肯定，這一點苦就不算什麼，但她卻像苦命的阿信，「做到流汗，卻也被嫌到流涎。」讓她深感挫折。

工作不如意　頭頂傳劇痛

不管有沒有理由，教務主任三天兩頭就把她叫去修理，指責她教學方式不對，教學績效不好，導致學生英文成績很差。訓完後，往往還補上一句：「妳銷假上班以來，有什麼打算呀？」「有打算退休嗎？」或是假藉家長名義：「家長說……」，拐個彎修理，硬是要逼退她。

更讓她難堪的是，有次心血來潮，那位教務主任把她叫過來：「來！妳現在就教一段給我聽聽看。」簡直是把她當成小學生，極盡羞辱之能事。

當下她被罵到狂哭不止，同時併發劇烈頭痛。在那之前，她從來沒有過從頭頂傳來的劇痛。

那天晚上，她持續嘔吐，相當不舒服，急忙到臺北醫學大學附設醫院掛急診。腦部電腦斷層掃描（CT）並未發現異常，拿了醫師開的藥就回家休息。

接下來的一、兩個禮拜，林麗文只要站起來上洗手間，頭就會痛，只是沒有以前那麼嚴重而已。她自我安慰，可能是那一陣子太累，或是長期貧血造成的，休息幾天就沒事。

臺中輕旅行　病發送急診

看著她飽受頭痛折磨，林麗文的先生萬分不捨，特地安排一場旅行，開車載她和女兒到臺中散心，紓解壓力。晚上住進旅館，行李整理妥當後，她拖著疲憊的身子去洗澡，才低頭沖水洗頭，頭頂就傳來一陣陣悶悶的劇痛，久久不見消退。

她趕緊搖醒已進入夢鄉的另一半，開車送她到附近一家醫院掛急診，沒想到那家醫院的電腦臨時故障，無法做腦部電腦斷層掃描，只好轉到另一家醫院，電腦斷層掃描發現她的腦部有出血跡象，急診室醫師研判狀況還不算嚴重。林麗文和先生討論後，決定立即趕回臺北治療。

就這樣，她先生開車回旅館接女兒，林麗文則上了救護車，一前一後急駛北上，一個多小時後就抵達北醫附醫。

一路上她神智清醒，但也不敢多想，只盼望快一點趕到北醫附醫。檢傷分類後，調出臺中那家醫院電腦斷層掃描的影像學檢查資料，急診科值班醫師認為狀況並不危急，建議先觀察一陣子，當下開出住院單。

住院那幾天，林麗文又做了一些檢查，發現腦部仍持續出血，加上嘔吐不斷，吃也吐、不吃也吐，狀況有持續惡化的趨勢，負責主治的北醫附醫神經外科主任蔣永孝隨即安排開刀。

術後大變樣　家人好心疼

林麗文的先生說，那一檯刀從一大早開到夜幕低垂，他和女兒在開刀房外等得心急，好不容易等她被送進加護病房後，才利用短暫的探病時間進去探望。「媽媽怎麼變成這個樣子！」正值青春期的女兒看著光著頭、身上滿是管線的媽媽，不禁驚呼出聲。

對此，她先生至今仍自責不已，怪自己事先沒為女兒做好心理建設，留下一道難以抹滅的陰影。

其實，對他來說又何嘗不是如此。他記得和女兒進加護病房時，護理人員指著一張病床：「你太太就在那裡。」「開玩笑！那怎會是我太太？」

原來，他一大早送老婆進開刀房時，還是秀髮如雲的標緻模樣，根本無法和眼前的光頭病患聯想在一起。

所幸，手術相當順利，開刀後沒多久就出院了。術後第一次回診時，蔣永孝要林麗文回想從住院開刀到出院的過程，她大都能說得清楚，代表腦部功能還健全，沒留下太多後遺症。

視野受影響　生活稍不便

如果真要挑剔，大概就兩件：一是頭部傷口疼痛的時間比較久，另一則是視野受到影響，看不清右後方的東西，有時會不小心撞到家裡的牆壁或瓶瓶罐罐，吃飯時筷子常對不準嘴巴，飯粒掉滿地。

看書時，右側的字也常看不清楚，只好把頭稍往右轉一點。就因為雙眼的視野不同，平衡感、空間感及立體感都受影響，東西看久了容易頭暈。

說到空間感，她出院回家那天，走進家門卻搞不清楚家裡的配置，不曉得臥室在哪裡，也不曉得廚房及洗手間在哪個角落。後來找到廚房了，想要打開水龍頭，也得想一下，才知道水龍頭在哪裡。

這對凡事要求完美的林麗文來說，無疑是個挫折，她也只能接受，學著接受當下的自我，也學著適應周遭環境以及日常生活。

她記得術後那一陣子，只要一閉上眼睛，腦海裡就會出現一些奇奇怪怪的畫面，以及各種聲音，有點像電影情節，搞得她根本就睡不著。

為了求得心安，她和先生逢廟就進、有神就拜，甚至還求來一張佛像圖卡，貼在床頭，但常貼不牢而掉下來，最後乾脆把圖卡裝在小袋子裡，別在胸前。說來神奇，從此她夜夜安眠，一覺到天亮。

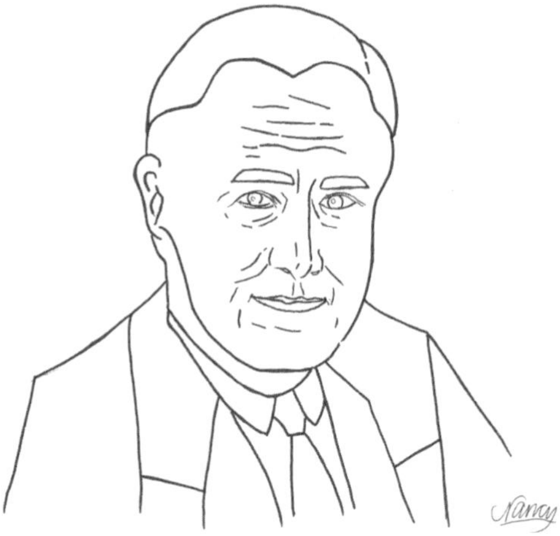

美國羅斯福總統

Profile

腦溢血 | Intracerebral hemorrhage

腦溢血又稱腦內血腫，好發於40至70歲的族群，和腦血管硬化、病變有直接關係，而血管病變又和高血壓、糖尿病、高血脂及長期抽菸有關。其出血時間無法預知，預後情形視出血量多寡及出血部位而定，治療方式有外科手術及藥物等，長期控制好血壓、血糖與血脂則是最重要、也最有效的預防手段。

這些名人也罹患這種病

- 曾連任四屆的美國總統羅斯福（Franklin Delano Roosevelt）

腦傷後的數字強人

顱腦損傷

自從頭部重創之後，她自覺對邏輯及數字特別敏銳，
比如有意無意間看過的客戶帳號，
她可以在下次和客戶見面時脫口背出來，不僅對方聽得目瞪口呆，
她也常被自己這種「特異功能」嚇一大跳。

十一月十一日是光棍節，也是一年一度業者全力促銷的網絡購物節，但對黃小柔來說，那天別具意義，至今難忘。

二〇〇四年，她剛從真理大學企管系畢業，在南山人壽上班，每天騎著機車到處拜訪客戶。十一月十一日那天下午，她一如往常出門，到內湖拜訪客戶，結束後跨上機車打算回公司，不料才騎到中天電視公司前面，就出事了。

那場車禍到底如何發生的，是她騎車去撞人？還是她被其他車子給撞了？她卻怎麼也想不起來，那段時間完全空白，彷彿失去記憶似的。

她只記得，當她再次醒來時，人已躺在三軍總醫院的病床上，而那已是一個多月後

的事了。

後來，她分別從親友以及第一時間趕到現場處理的員警口中，逐一拼湊出一張不怎麼完整的拼圖。

莫名車禍 病房昏迷一個月

他們形容，那天出事後，機車外觀看起來還好，安全帽被撞飛到很遠的地方，但路邊監視器卻沒拍到車禍事故的畫面，當然也找不到肇事者，她隨即被趕來的救護車就近送到三總急診室。

蔣永孝當時是三總的神經外科主任，也是黃小柔的主刀醫師，他為黃小柔開腦，把左腦創傷而溢出的血塊取出，藉此減輕腦壓。不久之後，蔣永孝再為她動一次刀，清除右腦裡的血塊。

十二月中旬首度醒來時，她瞪大了眼睛四處張望，一臉茫然地問陪在一旁的男朋友：「這是哪裡？」「我怎會在這裡?!」「到底發生什麼事？」

對她來說，那一個月彷彿不曾存在似的，記憶完全空白。見她這麼急切，男友約略解說一下，並要她別胡思亂想，好好養病：「只要妳頭部的傷好了，就可出院。」

男友說得一派輕鬆，她卻一點也樂觀不起來，當時的她，大小便全都得在病床上處理，累了爸爸媽媽，也苦了不離不棄的男友，她自己更不好受。

她下意識用手摸了摸頭，赫然發覺頭的右半邊軟綿綿的，不禁驚呼：「這邊怎麼空空的？」

原來，她的腦壓一直居高不下，有危及生命之虞，蔣永孝於是把她的右側頭蓋骨取下，暫時保存在她的肚皮下面，右腦只用紗布覆蓋，摸起來當然軟軟的。

腦壓過高　取下頭骨存肚皮

蔣永孝說，頭部創傷導致腦壓急遽升高，將會危及生命，取下頭蓋骨釋放腦壓是唯一的選擇。取下的頭蓋骨可暫時植入肚皮底下，也可放進冰箱保存。

把頭蓋骨放在肚皮底下暫時「養著」是常規做法，好處是較無感染壞死之虞，且隨時可取出使用，但缺點是若取下的頭蓋骨太大塊，而病人體型又較瘦小，肚皮下的頭蓋骨會膨出，不僅影響外觀，嚴重者甚至會刺破肚皮，造成傷害。

若選擇放在冰箱保存，相對簡單，頭蓋骨卻容易遭到感染，風險難測。

黃小柔傷勢太嚴重了，被送進三總時，腦壓已明顯飆高，蔣永孝把她的右側頭蓋骨取下後，直接植入她的肚皮下，暫時保存。為了怕她擔心，爸爸媽媽和男朋友也不敢明說。

但這畢竟只是權宜之計，黃小柔有次不經意摸到肚皮鼓鼓硬硬的，追問後終於知道發生了什麼事。她苦笑說，雖然那片頭蓋骨是自己的，而且也只暫時「借住」肚皮一段時間，但是覺得怪怪的。

更讓她不習慣的是，為了遷就肚皮底下的那片頭蓋骨，她只能仰躺著睡，免得一個姿勢不對、不小心壓到了，引發疼痛。

在醫護人員悉心照護下，她復原得相當順利，十二月底暫時出院回家跨年。隔年元月，依原先規畫再度回院，蔣永孝從她的肚皮下取出那片頭蓋骨，重新接回頭部右側，還她原來模樣。

蔣永孝原本擔心重新接回去的頭蓋骨長不好，幸好術後一切順利，她的頭髮長長後，外表看不出曾接受腦部手術的痕跡。

蔣永孝說，少數取下的頭蓋骨或因遭到感染，或因血液循環不佳，或因部分組織被吸收掉，重新植回頭部後會出現凹陷，狀況不佳，只好改用鈦金屬人工腦殼取代，上面再以頭皮覆蓋，既無感染之虞，頭型也較好，已漸成主流。

術後復健 重學走路認顏色

回想起那些往事，黃小柔總覺得神奇。莫名其妙出車禍已夠玄了，能從鬼門關前繞一圈回來，更是不可思議，但整個過程卻是備極艱辛。

那次手術過後，有天她試著下床走路，才跨出第一步，就差點腿軟摔倒。這也難怪，在病床上躺太久了，兩腿肌力明顯下降，不僅走不了路，就連站著不動都有點吃力，只能暫時以輪椅代步。

那段時間裡，黃小柔就在男友的扶持下，重新學走路。可是才沒走幾步路，就覺得累，不想再走。

「就算再苦、再累，也一定要走，否則以後妳就不會走路了。」男友看在眼裡，疼在心裡，半哄半騙地勸她，為了日後的幸福著想，一定要重新學走路，勇敢跨出去。

在愛情的甜蜜滋潤下，黃小柔也不好意思再找藉口偷懶，每天在男友扶持下，眼睛盯著格子狀的磁磚地板，一格一格地慢慢往前走，就像小孩子學走路，雖然辛苦，效果卻相當顯著，才短短幾天就走得有模有樣。

學走路之餘，那陣子她還抽空去做復健治療，赫然發現自己竟失去分辨顏色的能力，比如復健師要她拿起紫色的積木，她拿的往往是藍色、綠色或其他顏色的積木，一錯再錯，連續幾次下來，讓她覺得非常沮喪。

還好，那只是短暫現象，過不久就恢復正常，看紫是紫、看紅是紅，不再青紅皂白分不清。

隨著時間拉長，類似的後遺症逐一浮現。也許是右腦受創較嚴重，她總覺得左臉的感覺比較遲鈍，就算幾年後的今天，還是如此。

意外收穫　數字記憶變敏銳

此外，受傷後她的體質明顯改變，每當天氣變化前、太熱、太冷或太累時，就想吐，同時頭會覺得脹痛，那種感覺有點像宿醉，很不舒服。

通常，這種不舒服的感覺都來得相當突然，變天前尤其明顯。她常笑說，自己就像氣象雷達那麼準確，非常神奇。

不過，有失必有得，自從頭部重創之後，她自覺對邏輯及數字特別敏銳，比如有意無意間看過的客戶帳號，她可以在下次和客戶見面時脫口背出來，不僅對方聽得目瞪口呆，她也常被自己這種「特異功能」嚇一大跳。

「我的大腦，就像重開機的電腦，流速超快的。」這種對數字超有興趣的轉變，除了可為工作加分，也有助於持家理財，每天、每週及每月該花多少錢，她都記得清清楚楚，這未嘗不是另一種收穫。

至於更大的收穫，無疑是情感歸屬。受傷後住院的那幾個月裡，大學「班對」的男友始終不離不棄，一直陪在黃小柔身邊，甚至為了照顧她而辦理緩徵，等她出院後才放心去當兵。

就是這份無怨無悔的付出與癡情，連她爸媽都讚不絕口，滿意極了。幾年後，兩人工作穩定了，有情人終成眷屬，男友變老公，寫下完美結局。

結婚後，黃小柔刻意停用抗癲癇藥物，只為懷孕生子，結果才停藥兩個月就傳出喜訊，如願懷孕並順利生下兒子。

癲癇後遺症　成不定時炸彈

說起癲癇，也算是頭部受創的後遺症之一，但多年來只出現過一次。即便如此，她還是小心翼翼，總是按時服藥控制，而且不再騎車或開車，以免癲癇突然發作造成傷害，徒留遺憾。

就因有癲癇這顆不定時炸彈，她一直認為此生已和懷孕生子無緣，但後來仍決定放手一試，沒想到停藥不久就懷孕，讓她喜出望外。

更讓黃小柔驚喜的是，得知她懷孕後，蔣永孝比她還高興，除了介紹北醫附醫口碑很好的婦產科醫師當她的主治醫師，悉心做好每一次產前檢查外，每次到神經外科回診，還特別關心她的妊娠狀況，就怕稍有閃失。

剖腹生產那天，蔣永孝甚至特地進產房待命，以便萬一出現狀況時，可以馬上接手處理。

「他真是我的貴人，」黃小柔說，要不是碰到蔣永孝，她這條命可能就沒了，更別說結婚後接連生下一對乖巧可愛的兒女，當個快樂又幸福的媽媽。

曾陷憂鬱 走出心結認真活

對她來說，十幾年前那場意外是個轉捩點。在那之前，她成天在外跑業務、衝業績，把工作擺在第一位；出事後，她有好長一段時間深陷憂鬱和恐懼之中，無法和陌生人對談，只能把自己關在家裡，哪裡也去不了，更別說復職上班。

當時還是她男友的老公認為，再那樣下去，心愛的女友就再也走不出來，常半強迫地帶她出門逛百貨公司，再鼓勵她多和專櫃小姐閒聊，藉此訓練面對陌生人的勇氣。男友入伍當兵後，兩個姐姐接手，輪流帶她出去走走，散散心，就怕她整天把自己關在家裡，憂鬱加劇。

出院半年後，黃小柔逐漸走出憂鬱陰影，以前在南山人壽工作時的主管也不時捎來關心，主動邀請她回去工作。

她心想，自己狀況還不穩定，離開職場已好長一段時間，再加上又怕和陌生人說話，恐怕不能勝任業務員的工作，而予婉拒。

那位主管人很好，直說沒關係，特別允許她每個禮拜只回公司一次就行，其他時間就由她自行調配運用，要她別擔心，儘管放心重回職場。

為了增強她的信心，那位主管甚至還開車載她去拜訪客戶，讓她感到相當窩心。就這樣，她重回曾經熟悉的職場，從業務員升到主任業務員。

「我要的不多。」黃小柔相當清楚這條命是撿回來的，每天都要真真切切地過，才不辜負一路上救她、幫她的人。一念既明，工作不再是她的唯一，家庭才是生活重心，「只要每天開開心心，就好。」

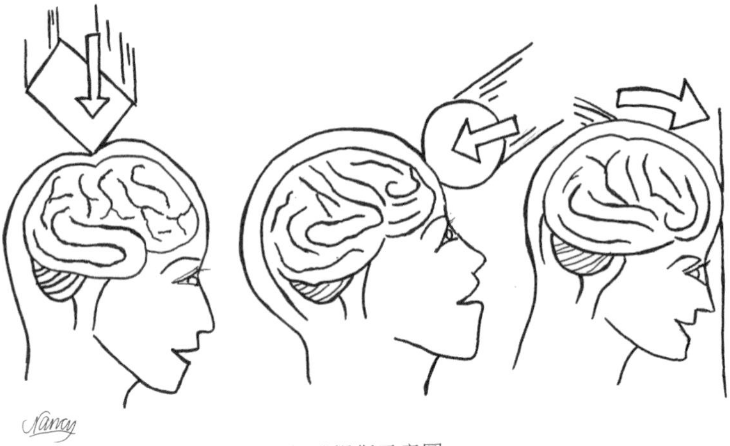

顱腦損傷示意圖

Profile

顱腦損傷 | Traumatic brain injury

通常來自於外力衝擊，從輕到特重可分不同等級。臺灣每年約有10萬名顱腦損傷病人，其中85%為輕度腦外傷，大部分經急診治療即可返家觀察，頭痛和嘔吐是常見症狀，需密切觀察，如有意識模糊、噴射性嘔吐與呼吸困難等情形，就要立即就醫；另外15%則為中重度顱腦損傷病人，需住院或在加護病房接受治療，有時需緊急開顱手術減壓或移除血塊。騎乘機車、單車戴安全帽是最佳的預防策略。

這些名人也罹患這種病

- 德國F1賽車手舒馬克（Michael Schumacher）

水男孩重生記——頸椎創傷

眼看就快被捉到了，他猛力從跳檯往池裡跳。剛跳到半空中，突然發覺池底有人在潛水，他本能地往一旁閃躲，瞬間身體歪掉了，整個人就直接插進水裡，頭部猛裂撞擊池底，導致三、四、五節頸椎斷掉，第四節甚至整個碎裂。

一九九九年六月二十四日，洪瑞聲永遠也忘不了的一天。那天，他全身癱瘓了，人生的視角就此轉變。

洪瑞聲活潑外向，從小就愛運動，就讀臺北縣永和市秀朗國小二年級時，報名學游泳，隔年學校成立游泳實驗班，他誤打誤撞，從此和游泳結下不解之緣。

國小畢業，他進入永和國中，繼續投入游泳校隊，過著每天天還沒亮就得摸黑出門的日子。

「那是一段既累又恐怖的日子。」洪瑞聲回想起十幾年前的那段往事，仍然心有餘悸。

每個禮拜一到禮拜五，每天早上四點半起床，五到七點訓練，八點開始上一般的課程，禮拜二、禮拜四及禮拜六的下午，再加強訓練，相當辛苦，要是沒有堅強的意志力，根本撐不下去。

訓練時，這群孩子幾乎全泡在游泳池裡，不管是自由式、蛙式、仰式還是蝶式，每天六千公尺起跳，有時教練心血來潮，加點「小菜」，就得游上一萬公尺，把他們操到累趴。

他常笑說，有些游泳隊的同學是因誤解而進來，最後因了解而離開，不難想見訓練量有多重。

國中三年裡，他們這群游泳隊的小鬼頭被操、被罵是家常便飯，只要做錯事或翹課被逮到，少不了一頓揍。儘管日子難過，洪瑞聲卻甘之如飴，因為在游泳隊他找到了歸屬感。

稚齡失恃　無憂童年變色

小學二年級那年，洪瑞聲的媽媽生病過世，全家生計就由專包鋁門窗工程的爸爸一肩扛起，整天在外幹活賺錢養家，忙得像個轉不停的陀螺，難以分神顧及他哥哥和他這兩個兒子。

從那時候起，從日常三餐到學校功課，洪瑞聲全得自己張羅打點，說是獨立自主，沉重了些，孤獨寂寞倒是真的，成天打鬧成一片的游泳隊就成了他的避風港，更像另一個家庭。

有時候，他就跟著同學回家吃飯，有時甚至吃到同學的鄰居家裡，臉皮厚到了極點。就這樣，人家喊操喊累，甚至偶爾討來一頓揍，他卻不以為意，還是悠遊自得，爽得很呢。

為什麼會挨揍？只見洪瑞聲賊賊地乾笑幾聲：「小時候就是皮，一些偷雞摸狗的壞事全都幹過。」不小心被教練或老師逮到了，當然少不了一頓揍。

他記得，他常跑到學校附近的超商偷東西，或許肚子餓了，或許只是覺得酷、覺得好玩。

他的「戰利品」琳瑯滿目，小到口香糖，大到整盒的金莎巧克力，一個也不放過，有超商甚至還被他們偷到關門大吉。

「那時候真的好壞！」洪瑞聲半開玩笑地說，偷竊才是他受傷前的本業，至於念書則只是副業。現在回想起那段少不經事的荒唐歲月，他覺得當時自己真的是壞透了。

為了提醒自己不再荒唐墮落，他現在的電子信箱還以「thief」為名。

寄情游泳　曾創全國紀錄

如此魔鬼般的訓練，讓洪瑞聲國中時期的泳技日益成熟，雖說不上頂尖，至少也在中上程度，在臺灣區中等學校運動會中拿過幾次獎牌，也曾和隊友合力寫下區中運混合四式的全國紀錄。

國一那年，他們到基隆參加區中運，超想贏過某個長久以來的死對頭學校，男子四式混合接力賽大家拚了命地游，最後僅以一個手掌的距離，屈居亞軍。游最後一棒的他氣力放盡，全身虛脫地癱在游泳池內，過了很久才勉強爬上岸。

走路回選手村的路上，有人紅了眼眶，有人不斷啜泣，大家越想越不甘願，誓言隔天一定要贏回來。

他們真的說到做到，不僅擊敗宿敵拿下金牌，還寫下區中運的紀錄。

洪瑞聲說，當時他有個同學非常誇張，各式游泳獎牌多到掛滿了屋子，形成「獎牌窗簾」的特殊景象。相較下，他的獎牌少多了，只夠掛在自己的房間而已，稍微滿足虛榮的心理。

永和國中畢業後，洪瑞聲以體保生身分直升中和高中，一九九九年六月二十四日，學校段考第一天，他們根本沒把考試放在心上，早上還是跑到游泳池打鬧嬉戲，一群人就在池邊玩起官兵捉強盜，他和幾個人當強盜跑給扮演官兵的同學追。

眼看就快被捉到了，他猛力從跳檯往池裡跳。剛跳到半空中，突然發覺池底有人在潛水，他本能地往一旁閃躲，瞬間身體歪掉了，整個人就直接插進水裡，頭部猛裂撞擊池底，導致三、四、五節頸椎斷掉，第四節甚至整個碎裂。

出事時，他雖還有意識，但身體卻完全不聽使喚，軟綿綿地趴浮在水面上，就像一具浮屍。

無心嬉戲　釀成一生悲劇

「嘍假啦！」「不好笑啦！」「再假下去，就不好玩了。」在池邊的同學們見他趴浮在水面上一動也不動，認為他又在搞怪，對著他猛潑水，還你一言、我一語地要他別再假鬼假怪。

時間一秒秒過去，看他還是一動也不動地趴在水面上，同學們才驚覺不對勁，七手八腳地趕緊把他拖上岸，並向師長求救。

吐了幾口水，洪瑞聲動動嘴巴，以微弱的氣音說出爸爸的手機號碼，同時拜託同學千萬別告訴女朋友他受傷的事，免得她擔心。

不久，救護車把他送到位於臺北公館的三軍總醫院急診室。整路上他神智清醒，心裡只是不斷想著「怎麼了？」「到底發生什麼事？」沒有特別感受，也不覺得害怕。

他當時天真以為，自己只是不小心骨折，打個石膏，休息一、兩個月就好了，沒想太多。

急診室醫師仔細評估後，隨即將他送進開刀房。再度醒來時，他發覺除了臉上戴的氧氣罩讓他覺得不舒服外，雙手竟也動不了，上半身只剩脖子可以左右轉動，以及微微的聳肩，其他肢體全不聽使喚，完全動不了。

「這到底是怎麼回事？」當下他覺得奇怪，也很生氣。

頸椎骨折　導致肢體癱瘓

臺北醫學大學附設醫院神經外科主任蔣永孝當時在三總服務，被緊急call到手術室為洪瑞聲動刀。

他一看嚇了一跳，頸椎受傷通常都蠻嚴重的，如果受傷部位在第四節頸椎以上，壓迫到神經，會影響呼吸，甚至可能致命；受傷部位在第四節頸椎以下，往往會導致肢體癱瘓，相當棘手。

手術可說是唯一的選擇，但手術只能將碎裂的椎體取出，減輕對神經的壓迫，接著取其他骨骼修補受創的頸椎，最後再以鋼片固定住，但無法恢復遭壓迫而受創的神經，術後只能期待神經自我修復，別無他法。

面對三、四、五節頸椎斷掉的洪瑞聲，蔣永孝熟練地將碎裂的椎體清乾淨，取下骨盆腔外面的一小截腸骨，把破裂的頸椎補起來，再打上鋼片固定，手術相當順利。

但對洪瑞聲來說，術後頸部以下完全不能動的殘酷事實，他根本難以接受。「我原本是好好的一個人，怎會搞成這副德性?!」

更讓他氣餒的是，肺部大量進水導致肺功能明顯下降，沒辦法自己呼吸，必須仰賴呼吸器，只要沒有按照呼吸器的節奏，就喘不過氣來，搞得他生不如死。

被送到呼吸照護中心那兩個禮拜裡，每當心跳小於每分鐘五十下，維生儀器就會響。偏偏洪瑞聲是游泳隊員，心肺功能健壯，每分鐘心跳四十至五十下是常有的事，儀器動不動就響個不停，吵得他無法入眠，簡直痛苦萬分。

漫漫復健　重學呼吸說話

住院一個多月後，他轉到臺大醫院繼續接受復健治療，從最基本的呼吸及開口說話練習起。

他解釋，經過三總的細心照護，雖脫離了呼吸器，但因先前做過氣切手術，影響說話功能，還是得一步步從頭練習。

頸椎受創後，他的右手完全動不了，左手也只能做些左右翻轉的簡單動作，拿不了較重的東西，有手等於沒手，幾無生活機能可言。在復健科醫師協助下，他開始練習左手舉沙包，從半公斤開始練起，一路練到五公斤。

左手功能稍稍恢復，他一刻不得閒，除了練腹式呼吸外，也做傾斜床的平衡練習，治療嚴重的姿勢性低血壓，緩解一坐起來就頭暈的毛病。

開口說話是再簡單不過的本能，但洪瑞聲的右肺塌陷，肺功能只剩正常值的一成左右，根本無法一口氣講完一句話，比如才短短幾個字的「今天天氣很好」，他就得分好幾次，「今天……天……氣……很……好」。

「我超想死的！」當時的他見不到未來，覺得人生無趣，但想死卻又死不了，更讓他痛苦萬分。

洪瑞聲嘆了口氣：「自殺要有方法，要有工具，更要有力氣。」那時候，他的右手完全不聽使喚，左手則沒什麼力氣，就算要割腕自殺，也拿不動刀子。

前途茫然　人前笑人後哭

「可悲啊！」時至今日，他還是忘不了那段晦暗的歲月。住院期間，雖有不少人去醫院看他，但這些人要不哭得像淚人兒，要不忍著不哭，對他強顏歡笑，就是沒人明白告訴他要在輪椅上待一輩子，讓他覺得不對勁。

「恁爸都還沒死，你們在哭個什麼勁啊！」看多了來來往往的各色表情，洪瑞聲反倒豁出去了，乾脆來個嬉笑怒罵，讓病房氣氛輕鬆些。

白天探病人潮不斷，他還能強顏歡笑，到了晚上，病房冷冷清清，常常想著想著就一個人哭了起來。

還好，在臺大住院三個月後，終於可以出院返家。為了方便輪椅出入，他們家從五樓舊公寓搬到有電梯的大樓住宅，但他卻抗拒出門，將自己禁閉在狹小的空間裡。

「我這副狼狽模樣上街，不引起別人異樣的眼光才怪。」他使性子地把自己關在家裡，說什麼也不肯出門。

這也難怪。突然癱了，不會自己刷牙，不會自己吃飯，也不會自己沐浴，就連大小便也失禁，凡事都要仰賴新聘的外傭協助，洪瑞聲的心情瞬間跌到谷底，就像個活死人。

四個月後，他去了一趟位於桃園的脊椎損傷潛能發展中心，接受復健治療。那是他傷後首度出門，更是他心態的轉捩點。

病友激勵　走出心靈幽谷

放眼望去，整個中心幾乎全都是和他一樣的脊椎損傷患者，大家都坐輪椅，他才開始覺得坐輪椅好像也不是那麼嚴重的事，這才慢慢從心靈幽谷深處走出來。

他觀察發現，在脊椎損傷潛能發展中心接受復健治療的那些人，嘴巴都很「賤」。早上醒來碰面的第一句話，不是「早安」或「你好」這些問候，而是「你怎麼還沒死?!」

這種另類的問候，正合洪瑞聲的口味：「我就是喜歡那種感覺！」受傷後，所有人和他說話時都小心翼翼，深怕一個不小心傷了他，但那反而讓他覺得虛矯，他並不喜歡。反觀那些病友毫無遮掩的直率對話，讓他真正像個人，那感覺超棒的。

再過半年，他重回中和高中，又從高一開始念起。

「超倒楣的。」他原本是採用舊教材的最後一屆高中生，頸椎受創一年後重讀高一，採用的卻是新教材，所有學科都得重新來過。還好，他自認有點小聰明，加上人緣好，和班上幾個成績好的同學交情不錯，有不懂的地方隨時可以問他們，學業成績還算過得去。

考上大學　專研心理輔導

高中畢業後，他報名身障特考，耍帥只填臺大心理系一個志願，沒上。回過頭來參加一般大學入學考試，這才考上實踐大學社會工作學系。

對他來說，大學四年是段快樂時光，外向的他和系上學長姐、學弟妹都超「麻吉」的。畢業八個多月後，他如願考取社工師證照，再通過一關關的筆試及面試，考進母校實踐大學工作，擔任諮商中心資源教室的輔導員。

實踐大學分臺北及高雄兩校區，學生一萬餘人，諮商中心提供所有學生心理輔導服務，而資源教室則只針對身心障礙學生。

和全校一百多名身障學生相比，洪瑞聲是障礙程度最嚴重的一個，只要有學生上門求助，總能設身處地提供服務。

有時候，他難免會碰到情緒低落、哭哭啼啼的學生，怎麼勸也勸不聽，就會忍不住責罵對方：「我都可以做到了，你沒有理由做不到。」

「我都直接用罵的。」就這部分而言，他自認不是標準的輔導員，但因他在校時和學弟妹混得太熟了，就算已從學長搖身一變為輔導老師，他還是不改本性，直來直往，毫不掩飾。

就因這份率性，他和身障學生感情非常好，偶爾會帶他們去唱歌，或是到夜市享受美食。他原本打算等那些熟到不行的學弟妹們都畢業了，就回歸正正經經的輔導老師身分，但後來發現自己生性愛哈啦，擺不起身段，根本就做不到，還是繼續維持嘻嘻

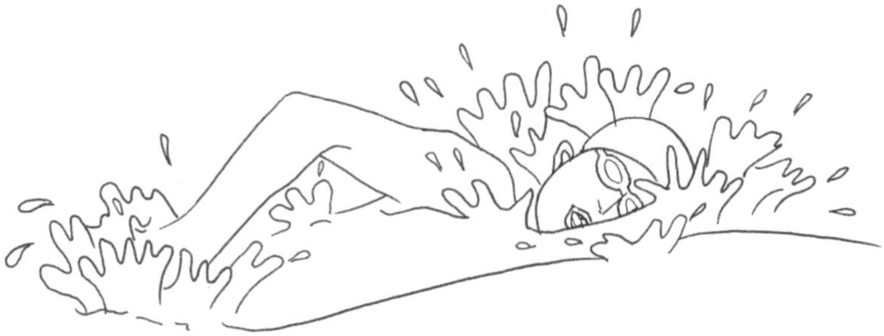

洪瑞聲受傷前

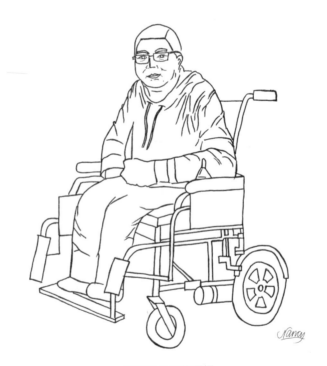

洪瑞聲受傷後現況

哈哈的工作模式，比較自然。

對他來說，大學學的不是課業，而是徹底認清自己是什麼樣的人，有什麼能力可以去幫助人。

脊髓損傷　未必自怨自艾

多年來看著洪瑞聲一路走來，蔣永孝有著無限感慨，他一再強調，如果所有脊髓損傷患者都能有同樣的心態，就不會再蜷縮在社會或家庭的角落，自怨自艾，怎麼也走不出來。

他認為，脊髓損傷患者因神經受到創傷，很難恢復到受傷前的狀態，但只要積極接受治療，再藉由復健治療或透過輔具的協助，還是可以強化部分肢體功能，進而提升生活品質，甚至重回學校或職場，自助助人。目前的電子輔具可以幫助脊髓損傷病人更容易獲得獨立自主生活。

從洪瑞聲身上，蔣永孝看到正向光明的一面。他真心期望其他脊髓損傷患者都以這個「跳水小子」為師，放下悲情，快樂向前走，因為唯有敞開心胸，才能迎向陽光。

走過頸椎受創前後荒唐而破碎的年輕歲月，洪瑞聲這些年來已慢慢找回自信，經營部落格，未來打算開一家桌遊店。他喜歡看書，以前常看些小說，受傷後接觸一些桌遊，愛上了這項休閒活動，不僅玩過兩百五十套以上的桌上遊戲，還曾參加比賽，算是玩家。

喜歡桌遊　夢想開店推廣

開家桌遊店，除了興趣之外，更因為他想推廣桌上遊戲，讓大家遠離手機，不再當個低頭族。

「我超討厭低頭族。」洪瑞聲說，他每天一大早從中和的家裡出門，從南勢角搭中和新蘆線捷運到東門站，轉淡水信義線到大安站，接著轉文湖線到大直站，下車後直驅實踐大學上班。

這一趟路，要花一個多小時，全以電動輪椅代步，上上下下，相當辛苦，因此他最討厭那些只顧著低頭滑手機、擋在車門口而讓他難以上下車的人。

這就是洪瑞聲，在走過生命最幽暗的一段過往之後，對人生已有不同的解讀。他相信，每件事都有其意義，也有最好的安排；既然活著，就應該活得精彩，日日是好日。

Profile

頸椎創傷｜Cervical spine injury

頸脊椎外傷常來自外傷衝擊，包括高處墜落、跌倒、車禍等，受傷後可能會喪失肢體運動和感覺功能，也可能當下並不覺得有何異常，隨著時間與病情發展導致神經壓迫，開始出現手腳麻痺、脖子不適等輕微症狀，若未尋求專業檢查與治療，神經被壓迫過久，就有可能造成神經永久性傷害。未來恢復情形主要是依據受傷後的神經功能狀況而定，神經功能影響越大，遺留的神經功能障礙也越多。

這些名人也罹患這種病

- 「超人」系列電影主角克里斯多夫李維（Christopher Reeve）

天花板人生——腦性麻痺

這麼多年來，邱正誼的世界就是安養機構的那張床，吃喝拉撒全都仰賴看護阿姨的協助。在那張床上，他看的就只是正上方的天花板，聽的也只有看護阿姨和別人的對話，以及不斷從收音機傳來的聲音。

「如果能早點接受積極性治療，這二十幾年來，他就不用天天躺在床上，過著睜眼只能望著天花板的日子。」

臺北醫大學附設醫院神經外科主任蔣永孝所講的人名叫邱正誼，是個即將年滿三十的大男生。

他從小罹患「全身痙攣、徐動、肌肉力異常」的混合型腦性麻痺，肌肉張力大到幾近全身痙攣，既無法站立，也坐不起來，加上手腳不聽使喚地不停揮舞，為了方便照顧，常被五花大綁固定在床上，無助地過日子。

或許是受不了打擊，出生後不久，媽媽就離家出走，只剩到處打零工維生的爸爸和他相依為命。後來，爸爸也無力再照顧下去，只好把他送到安養機構，久久才去探望一次。

這麼多年來，邱正誼的世界就是安養機構的那張床，吃喝拉撒全都仰賴看護阿姨的協助。在那張床上，他看的就只是正上方的天花板，聽的也只有看護阿姨和別人的對話，以及不斷從收音機傳來的聲音。

一到用餐時間，那可是一場混仗。邱正誼的嘴巴、咽喉及頭頸部的張力實在太大了，無法如正常人一樣進食，必須仰賴看護阿姨一口、一口地餵。為了避免嗆到引發吸入性肺炎等嚴重症狀，一頓飯吃下來，少說也要半個小時以上。

體內植幫浦　輸藥治痙攣

不過，和洗澡比起來，吃飯就顯得小兒科了。臺北醫學大學附設醫院副院長陳適卿是復健科醫師，七、八年前開始接觸邱正誼後，才見識到幫他洗澡是件何等艱難的超級任務。

「簡直像一場戰鬥！」陳適卿說，每次洗澡時，除了那位看護阿姨外，還要再找一、兩個幫手，才能把衣服從肢體痙攣、不斷舞動手腳的邱正誼身上順利脫下來，再好好幫他洗個澡，每次都把大家搞得滿頭大汗，就像經歷一場激烈戰鬥。

陳適卿詳細評估狀況後，初步認定植入脊髓內輸注幫浦（ＩＴＢ）進行的脊髓腔幫浦給藥療法，可有效改善邱正誼的症狀，但前提是必須先做藥物測試，再視結果決定是否透過這種方法來治療。

接下來，他把五十微克藥物注射到邱正誼體內，雖有反應，但未如預期理想；隔天，他把藥物劑量增加到七十五微克，效果令人滿意，隨即請神經外科主任蔣永孝出馬，為邱正誼植入脊髓內輸注幫浦。

不久後，蔣永孝為邱正誼動刀，在他的腰部皮下植入名為「Baclofen」的脊髓內輸注幫浦，裡面裝了滿滿的藥物，再從幫浦拉一條管子到胸椎脊髓腔內，從此幫浦就可源源不斷將經過仔細計算的微量藥物打出來，作用在脊髓神經細胞，讓神經細胞不再那麼活躍，進而降低肌肉痙攣的程度，改善症狀。

這種透過幫浦的自動給藥療法，通常用在脊椎截癱、腦性麻痺及腦中風而導致肢體痙攣的病人身上。蔣永孝表示，中樞神經受傷會引發嚴重痙攣，手及下肢不能彎曲，也無法站立、坐下，常造成照顧上的困難，若能及早施以這種療法，患者通常可獲得明顯改善，生活品質也可大幅提升。

問題是，這種療法所費不貲，光是一套脊髓內輸注幫浦就要四、五十萬元，再加上每三至六個月補充一次的藥物，費用更高，不是每個家庭都負擔得起。

就拿邱正誼來說，打零工的爸爸根本拿不出這麼大一筆錢，才讓他無助地癱在安養機構的床上，年復一年，蔣永孝看了也感慨萬分。

社福募善款 手術助病兒

腦性麻痺是出生時因腦部傷害所造成的病變，平均每一千名新生兒中，就有三至五個會出現這種問題，手腳等肢體會有動作上的障礙，但智力不受影響。

腦性麻痺可分痙攣型、徐動型、協調不良型、低張型、混合型等型態，邱正誼屬全身痙攣、徐動合併肌肉力異常的混合型患者，雖可勉強開口講話，卻很難聽得清楚，加上雙腳沒辦法彎曲，也坐不起來，只能整天躺臥床上。

即便如此，他連最簡單的翻身也做不來，躺在床上就只能望著天花板，無助又無望。

所幸，在社福團體大力協助下，募到了一筆錢，邱正誼終於在蔣永孝動刀下，在腰部皮下部位植入脊髓內輸注幫浦。陳適卿說，這種手術前後大約兩、三小時左右，蔣永孝卻花了近五個小時才完成，不難想像他細心的程度。

蔣永孝解釋，這種手術其實不難，但為了把從幫浦拉出來的那條管子牢牢固定在脊椎上，他多花了些時間，以確保那條管子不會位移或鬆脫，可以源源不絕地將藥物從幫浦打出來，作用在脊髓神經細胞。因為邱正誼不可能還有第二次機會獲得補助，以更換脫落的機器。

這些辛苦並沒有白費，十幾年來一坐上輪椅就東倒西歪，必須用帶子從手臂、胸部、腹部、大腿一路綁到腳來固定的邱正誼，已不用再受那種五花大綁的折磨，從此可安穩地坐在輪椅上，由看護阿姨推出病房，快樂地四處遊走。

「這是很大很大的一步！」蔣永孝深信，有些疾病雖無法透過現代醫療治癒，至少可改善症狀，進而提升患者的生活品質。

他以邱正誼為例指出，如果能提早在三、四歲就動刀植入脊髓內輸注幫浦，透過不斷輸注的藥物降低肌肉張力，應該早就可以開口說話，可以自己操作電動輪椅「趴趴走」，甚至還可以上學受教育，人生將完全不同。

但時光無法倒流，這些「如果」如今都已成為無法兌現的一場夢，也成為邱正誼最深沉的痛。

術後狀況佳　開口唱星星

「一沙一沙，亮晶晶！」二〇〇九年底，臺北醫學大學附設醫院特地為手術成功的邱正誼舉辦記者會，只見坐在輪椅上的他高興地唱起這首「小星星」來，陳適卿和蔣

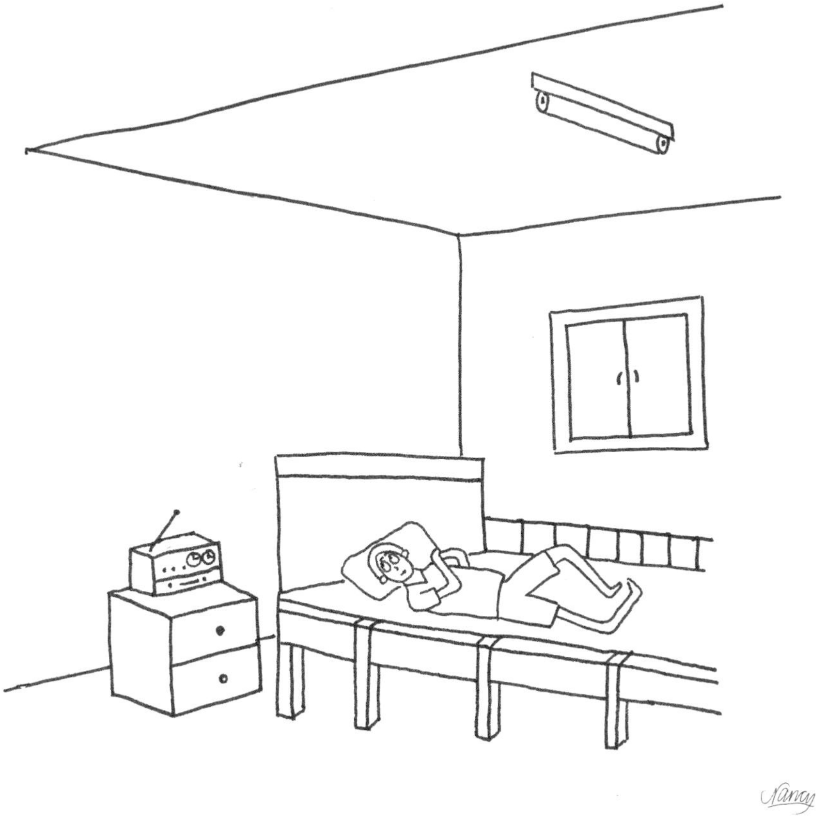

邱正誼的天花板人生世界

永孝聽得百感交集，照護阿姨更是瞬間飆淚。

原來，從小被送到安養機構後，邱正誼的生活就只剩躺臥的那張床，既無法自己翻身，也講不出話來，整天只能望著天花板，聽著照護阿姨和他人的對話或病房內外的任何聲音。

「小星星」就是他從收音機一聽再聽的兒歌，這麼多年來，從歌詞到旋律全都深印在他的腦海裡，當他治療後能開口說話和唱歌時，自然而然就唱了出來。

就在大家情緒激動之際，小時候棄他而去的媽媽也悄悄來到記者會會場，靜靜地坐在角落，不斷拭淚。記者會結束前，又一個人靜靜地離開。

離開北醫，重新回到安養機構之後，邱正誼的生活有了很大的轉變，因為肌張力太大導致手腳痙攣而不斷揮舞的畫面，已不復見。

手術後的這些年來，邱正誼定期回北醫，陳適卿再將藥物裝填到腹部皮下的幫浦內，協助他繼續走向未來人生。

從床到輪椅，距離看似很近，邱正誼卻花了十幾年時間才完成。坐上輪椅，在看護阿姨陪伴下，他偶爾可以上街、逛菜市場，或是到鄰近的公園及河邊繞一圈，享受這輩子從未有過的開闊與自在。

Profile

腦性麻痺｜Cerebral palsy

腦性麻痺主要發生在出生前、生產時的嬰兒，或是3到5歲的兒童。一旦造成腦傷，就會影響到身體活動、肌肉控制、協調、張力、反射與身體平衡等，這些障礙目前可透過很多治療方式來緩解，讓病童能過著接近一般正常孩子的生活，不僅不需長期臥床，更可接觸外在環境、上學與成長。不少病童受限於家庭經濟無法接受治療，需要社會大眾的協助。

這些名人也罹患這種病

- 尼泊爾女作家吉邁兒（Jhamak Ghimire）
- 美國女喜劇演員梅遜．扎伊德（Maysoon Zayid）

後記

蔣永孝

《神經不神經》，這是我的第一本書，它記錄了三十幾年行醫生涯的點點滴滴，雖酸甜苦辣兼而有之，我寧願選擇甜美的那些片段，和大家一起分享。

行醫是條辛苦而孤獨的路，選擇神經外科這個領域更是如此。這段漫長歲月裡，我要特別感謝眾多病友的陪伴，他們陪我走過年少輕狂的青澀歲月、中壯年的成熟穩重，也陪我深入探索專業的醫療領域，在他們的陪伴下，我才能成為一位真正的醫者。

這本書就是把我和他們之間的互動過程寫下來，不去批判醫療的錯誤，也不去區分孰優孰劣，因為沒有任何一位病人在走進診間那一剎那，額頭上就寫了我得了什麼病，他們都需要醫師靜下心來耐心診斷，再給予最適宜的處置。

我始終相信，疾病和疾病之間的重疊性很高，每位病人從生病到就醫的過程，都是一個很特別的故事，也都值得和大家分享。正因如此，我真心希望藉由每位病友的故事，分享就醫時的辛酸與快樂，期能給讀者一個參考，今後若有類似狀況時，有個依循，可以求助並得到醫師的幫忙。

就醫過程中，病人難免會先後掛好幾個醫師的門診，這並不代表醫師的專業能力不夠，而是疾病和疾病之間原本就有太多的重疊性，不容易一次就確診出來。我們真要感謝這些病人可以如此勇敢地面對病痛，透過他們的看診紀錄，才能協助排除一些可能性，及早確診及治療。

透過這本書，我誠摯希望所有讀者要隨時留意自己的健康狀況，一發現身體出現異樣，就應立即就醫，千萬不要相信自己可以度過這一關，因為一旦度不過，疾病就會變得更加嚴重，增加治療難度。

行醫三十餘年來，我要感謝所有病友，他們的生病過程讓我學得更多，進而去幫助更多人。就醫療照護而言，他們都是我的老師，讓我能提供下一個病人更精準的醫療。

我更要感謝一路走來的多位老師，包括施純仁、鄒傳愷、吳志呈、林烈生、王有智、邱文達、蔡行瀚、劉敏英、林欣榮及蘇泉發等人，沒有他們的指導和教誨，就沒有今天仍站在醫療最前線的我。

名醫健康

神經不神經：神經外科醫師蔣永孝和病患一起走過的路

2018年2月初版
定價：新臺幣320元
2018年5月初版第二刷

口述	蔣永孝
撰文	林進修
編輯主任	陳逸華
叢書主編	林芳瑜
叢書編輯	林蔚儒
特約編輯	薛桂文
美編	吳梅格
總執行策劃	蘇維文
執行策劃	邱慶奇
封面設計	鄭羽龍
插畫設計	鄭文斯

聯合報健康事業部

策畫	洪淑惠
企畫	蔡佳安

出版者	聯經出版事業股份有限公司
地址	新北市汐止區大同路一段369號1樓
編輯部地址	新北市汐止區大同路一段369號1樓
叢書主編電話	(02)86925588轉5318
台北聯經書房	台北市新生南路三段94號
電話	(02)23620308
台中分公司	台中市北區崇德路一段198號
暨門市電話	(04)22312023
郵政劃撥帳戶第	0100559-3號
郵撥電話	(02)23620308
印刷者	文聯彩色製版印刷有限公司
總經銷	聯合發行股份有限公司
發行所	新北市新店區寶橋路235巷6弄6號2F
電話	(02)29178022

總編輯	胡金倫
總經理	陳芝宇
社長	羅國俊
發行人	林載爵

行政院新聞局出版事業登記證局版臺業字第0130號

本書如有缺頁，破損，倒裝請寄回台北聯經書房更換。
ISBN 978-957-08-5078-9 (平裝)
聯經網址 http://www.linkingbooks.com.tw
電子信箱 e-mail:linking@udngroup.com

國家圖書館出版品預行編目資料

神經不神經：神經外科醫師蔣永孝和病患一起
走過的路/蔣永孝　口述．林進修　撰文．初版．新北市．
聯經．2018.02．204面；17×23公分．(名醫健康)
ISBN　978-957-08-5078-9 (平裝)
[2018年5月初版第二刷]

1.神經外科　2.病人　3.通俗作品

416.29　　107000382